が考えた

認知症にならない最強の食事術

高雄病院 理事長・医師
江部康二

宝島社

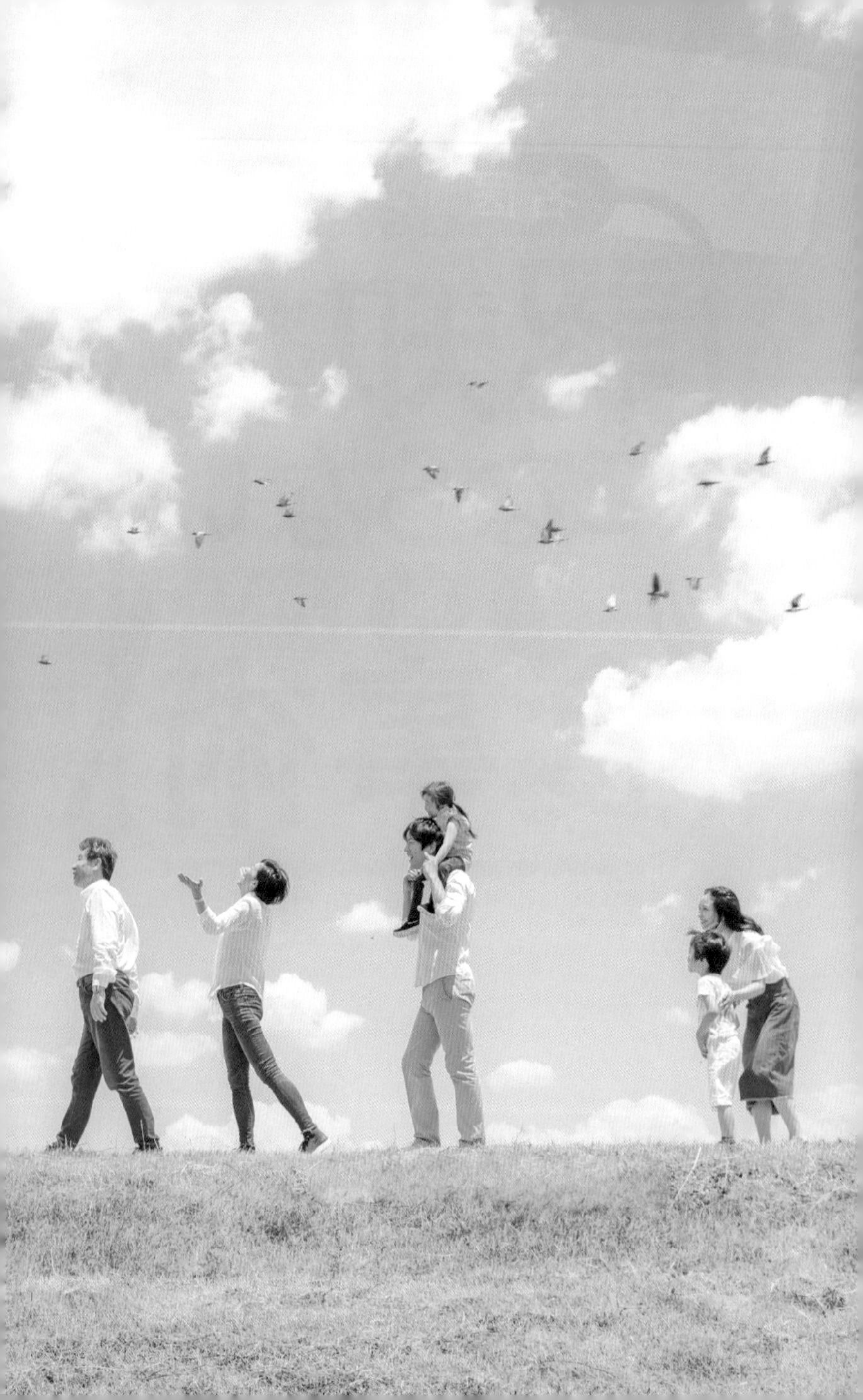

人生１００年の時代、
誰もが最後の１日まで自分の足で歩き、
生きがいをもって過ごしたいと思うはず。
そのために、一番簡単ですぐに始められることが
本書で紹介する食事術です。

「ご飯やパンなどの炭水化物、
甘いお菓子やジュースに含まれる糖質をなるべく控える」
たったこれだけのことで、
思考力、判断力、集中力、記憶力をはじめ
生きる意欲も高まります。
運転中も眠くならず、
午後の仕事や家事もはかどります。

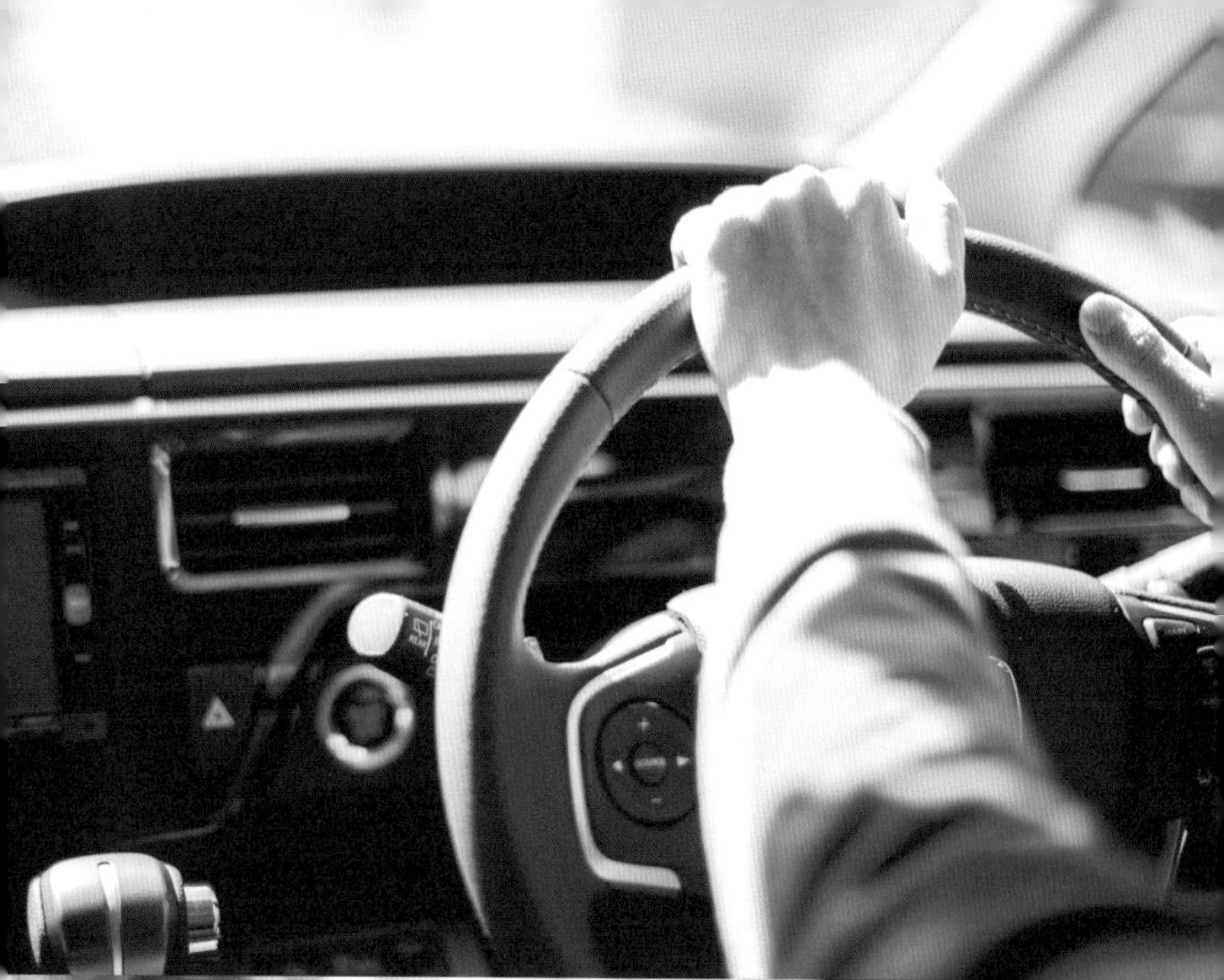
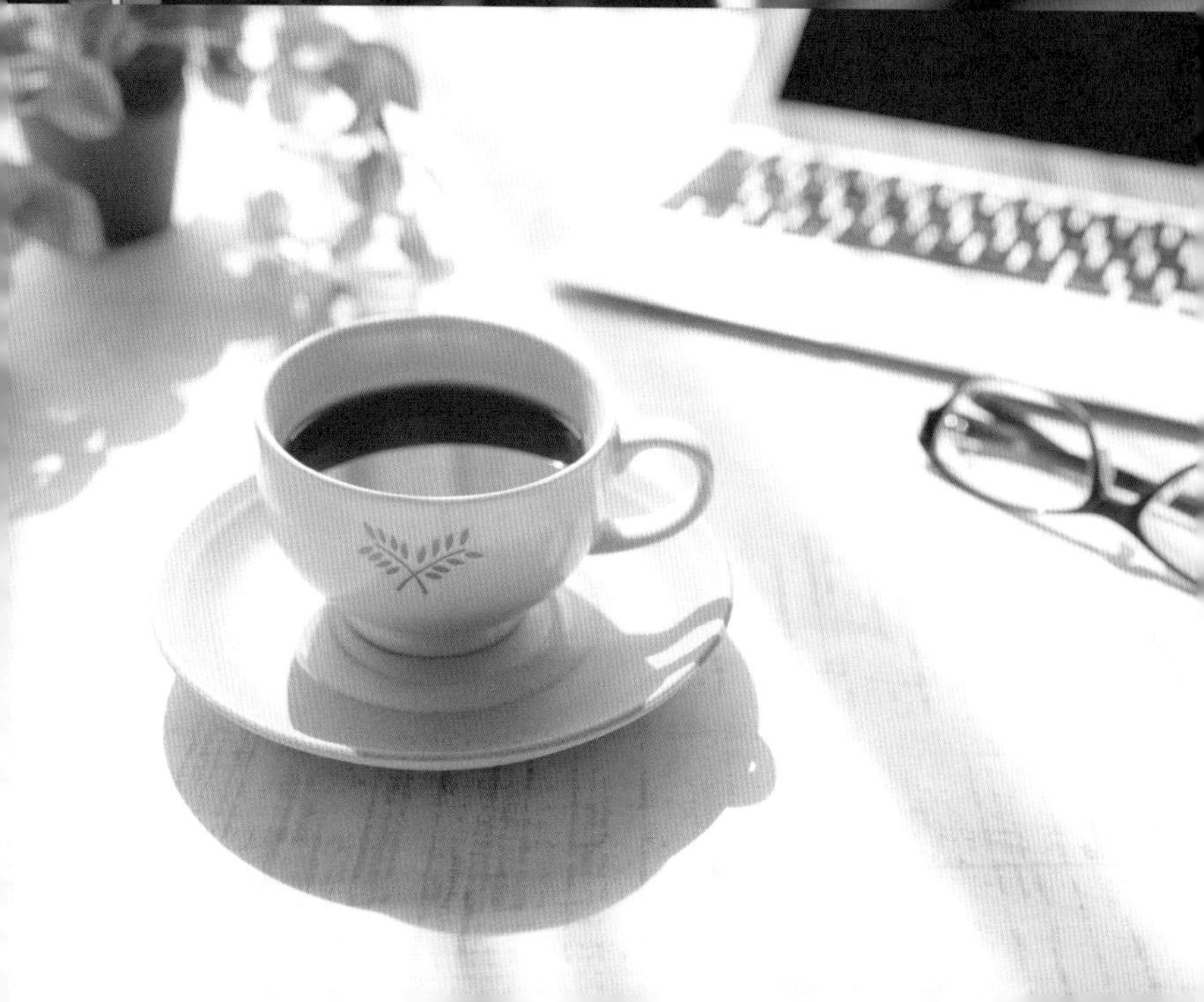

認知機能だけではなく、
太っている人は理想体重に近づき、
血流が改善されることによって、
肌のハリ、頭髪、目や歯の状態も改善されます。
多くの人が趣味や生きがいを謳歌《おうか》できるようになるでしょう。
私は現在70歳になりますが、
今でも趣味のテニス、バンド活動を楽しんでいます。

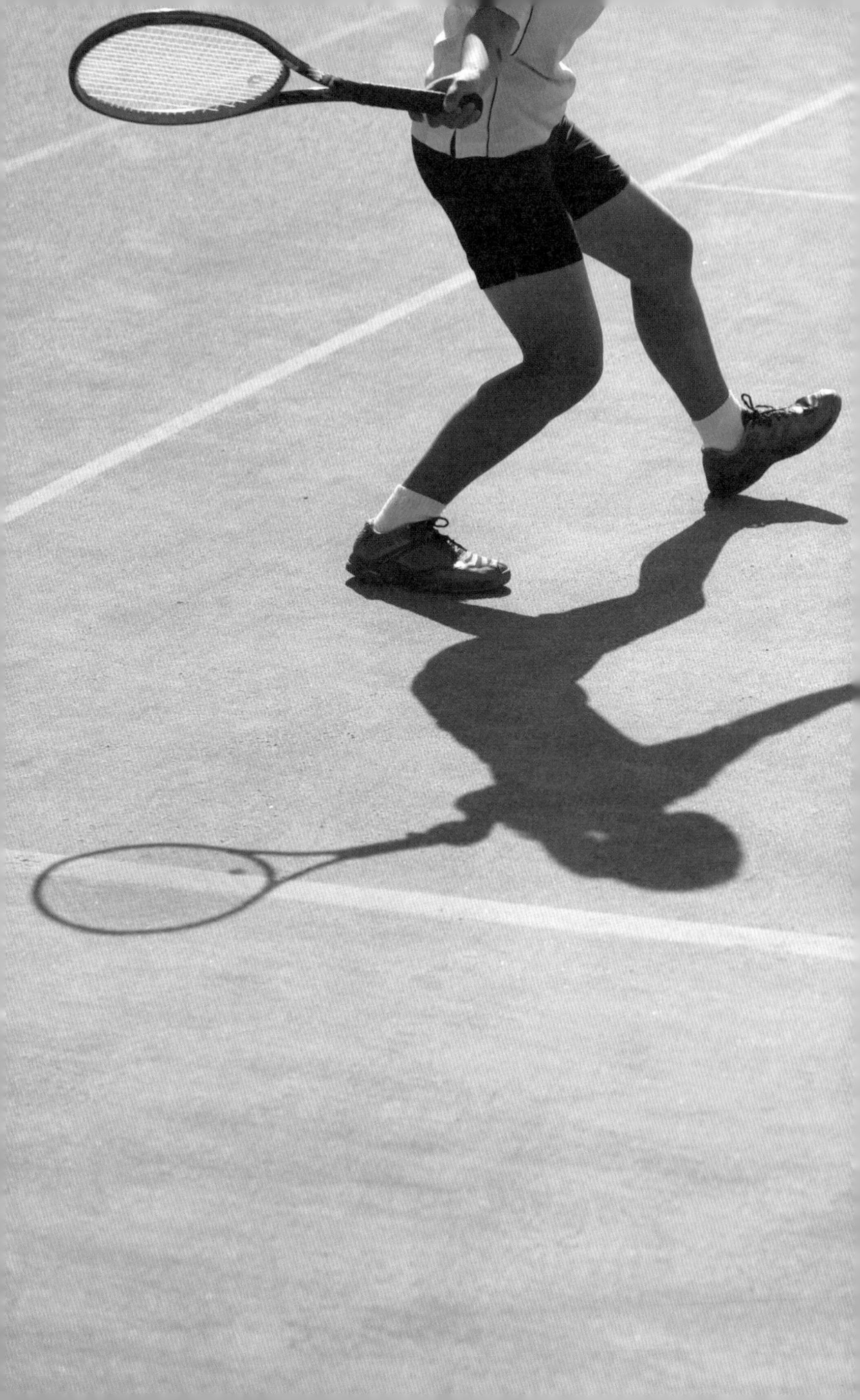

近年、「インスリン」というホルモンが
記憶の定着と関係があることがわかってきています。
糖尿病と認知症の元凶は老化。
そして糖化や酸化が体内で起こることによって
老化が進みます。
それを防ぐには、穀物にたよらない
人間本来の食生活を取り戻す必要があるのです。

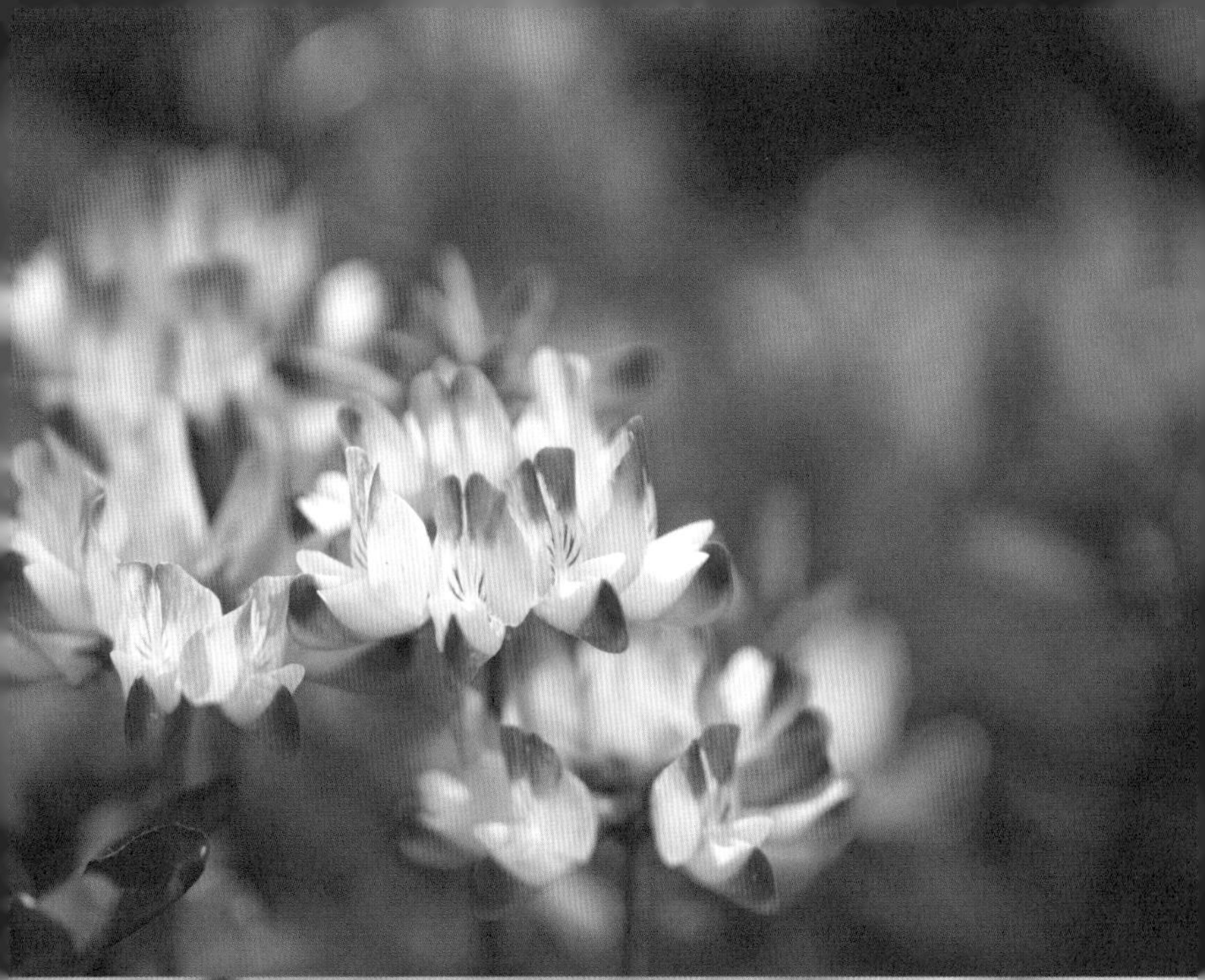

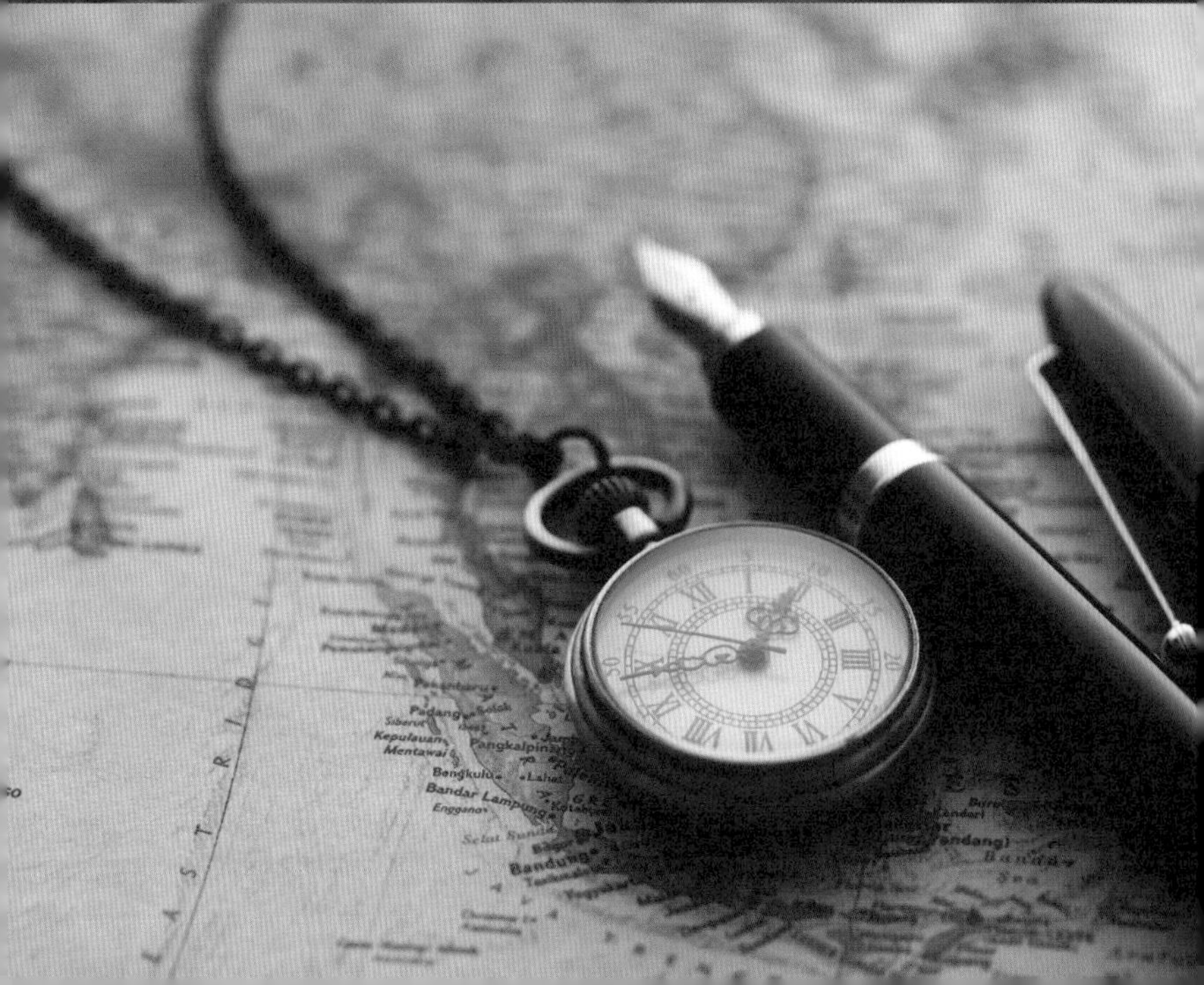
Padang
Kepulauan
Mentawai
Pangkalpinang
Bengkulu
Bandar Lampung
Enggano
Bandung

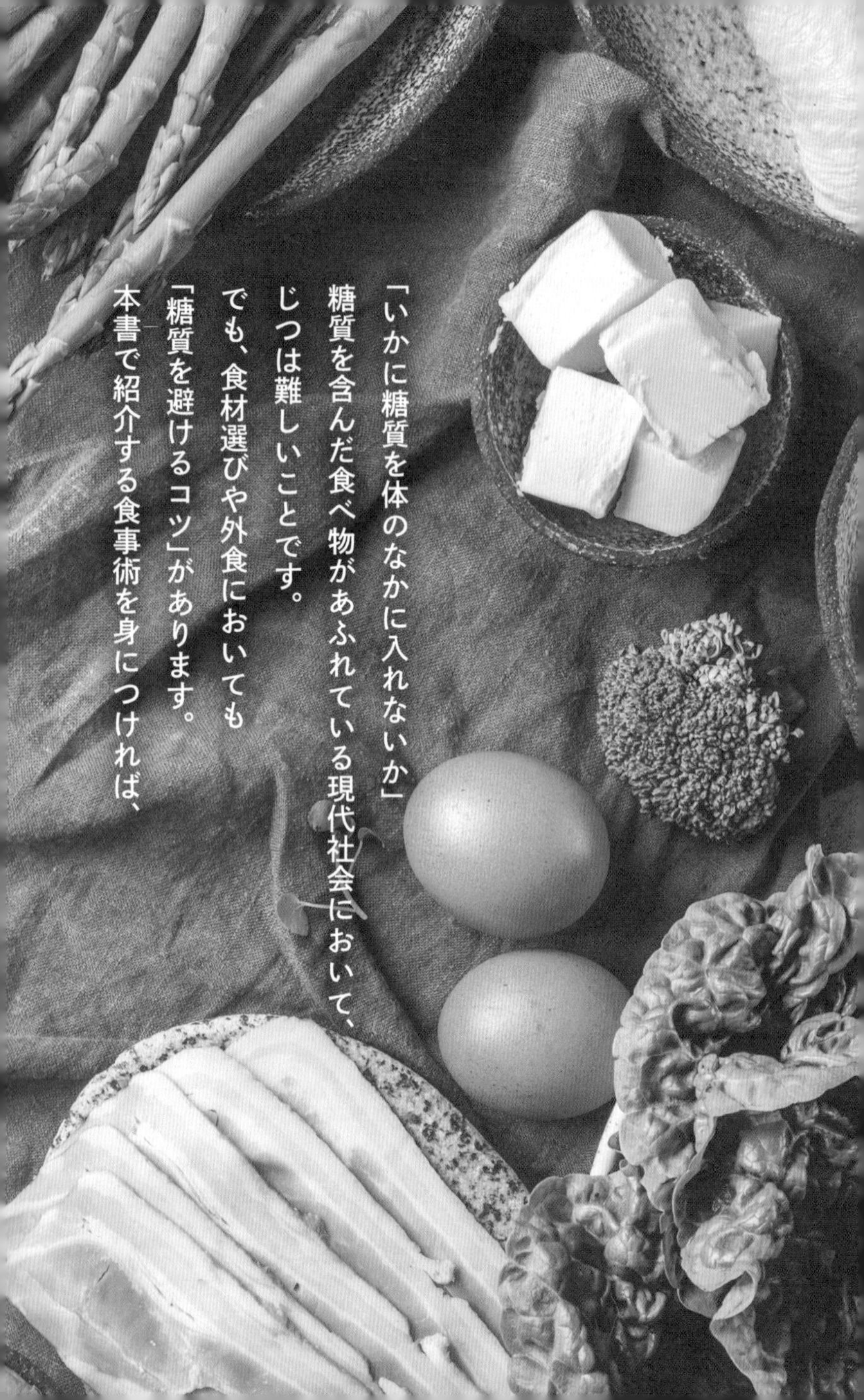

「いかに糖質を体のなかに入れないか」
糖質を含んだ食べ物があふれている現代社会において、
じつは難しいことです。
でも、食材選びや外食においても
「糖質を避けるコツ」があります。
本書で紹介する食事術を身につければ、

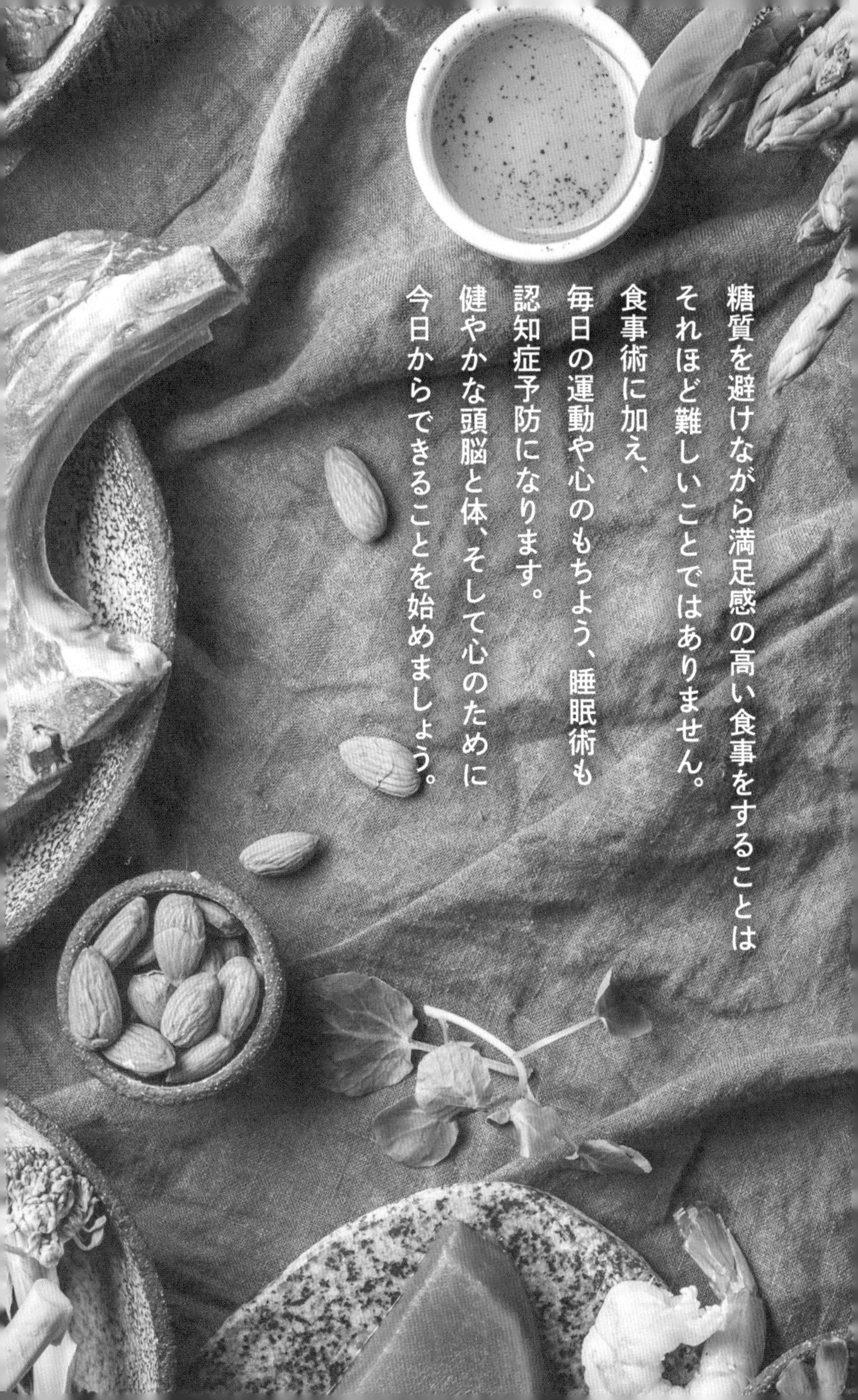

糖質を避けながら満足感の高い食事をすることは
それほど難しいことではありません。
食事術に加え、
毎日の運動や心のもちよう、睡眠術も
認知症予防になります。
健やかな頭脳と体、そして心のために
今日からできることを始めましょう。

はじめに

私は1974年に京大医学部を卒業しました。医師になり46年が経過して、2020年現在70歳です。同級生は110人卒業しましたが、10名はすでに逝去されました。医者の不養生というわけでもないのですが、仕事上の重責とか毎日のようなサービス残業とか、精神的にも肉体的にもかなりストレスフルなのがこの職業なので、医師は思った以上に短命なのです。

岐阜県保険医協会が実施した調査（2008〜2017年）で、開業医の死亡時平均年齢が70・8歳と短く、とくに60歳代の死亡割合が34％と最も多いことが明らかになりました。厚生労働省の統計にある平均寿命（2015年）は、男性が80・79歳、女性が87・05歳であり、明らかな差がありました。日本人全体の死亡割合では80歳代がピークであり、医師の60歳代がピークというのはいかにも若すぎます。

4年前の医学部同窓会で、「一番なりたくない病気は何？」という話題となりましたが、約60名の出席者全員が「アルツハイマー病（認知症）」ということで一致しました。認知症の患者とその予備軍は65歳以上では4人にひとりもいます。認知症は、日本のような高齢化社会における最も重要な疾患の一つです。2018年の時点でわが国には約462万人の認知症患者が存在し、さらに認知症予備軍と考えられる軽度認知障害の高齢者が約400万人もいます。軽度認知障害は、認知症への進行リスクが高く、該当者は年率10～15％で認知症に進行するとされています。

現代医学において認知症の根治につながる治療法はありません。したがって可能な

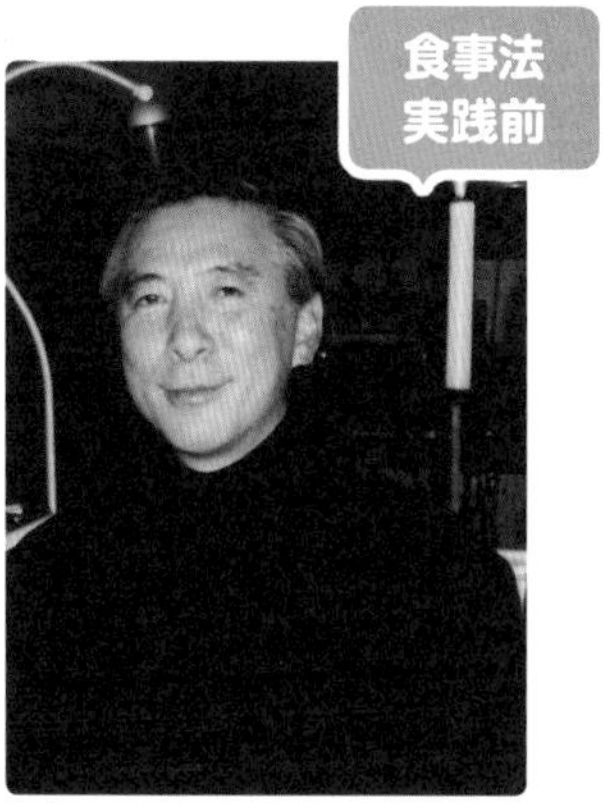

私は、52歳で糖尿病を発症して以来、「スーパー糖質制限食」を実践しています。

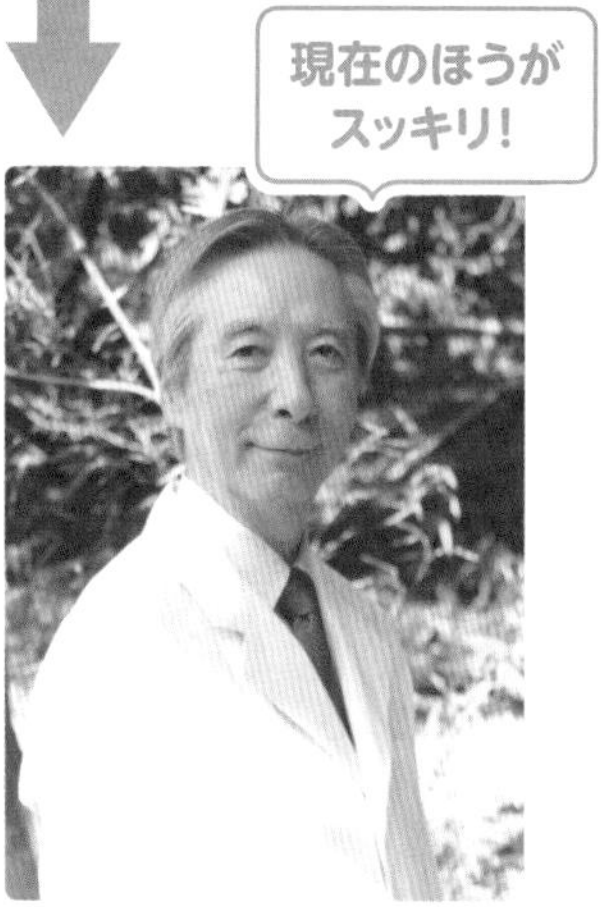

70歳現在、歯はすべて残り虫歯なし、聴力低下なし、視力低下なし。明らかに「糖化⇒老化」が予防できているのだと考えられます。

かぎり早期に認知症および軽度認知障害を発見し、なんらかの介入を行ない、進行を止める、あるいは症状を改善させることが求められます。認知症との関連で注目されている物質にＡＧＥｓ《エージーイーズ》があります。ＡＧＥｓについては本文で詳しく説明します。ＡＧＥｓは、糖尿病合併症（透析、切断、失明など）の元凶と考えられてきましたが、近年糖尿病のみでなく、動脈硬化進展の主役の一つとされ、老化、認知症、慢性炎症（74ページ参照）、腎不全などにも関与していることが判明しました。糖尿病患者ではＡＧＥｓの増加とともに認知症あるいは軽度認知障害へ移行することが知られています。

いっぽう、糖尿病でない人も皮膚ＡＧＥｓの蓄積量と軽度認知障害とに関連があることが判明しました。皮膚にＡＧＥｓが蓄積していれば脳にも同様に蓄積しているということです。このようにＡＧＥｓの蓄積が認知症に関与していることが明らかとなっていますが、本書でご紹介する食事術なら、ＡＧＥｓの蓄積を最小量に抑えることが可能なのです。この食事術は、１９９９年、現在私が理事長を務める高雄病院が日本で初めて糖尿病治療に導入したもので、糖質を可能なかぎり制限する食事療法です。近年、糖尿病以外にも、さまざまな生活習慣病に効果があることが明らかとなっています。

この糖質制限食実践は早ければ早いほどいいです。軽度認知障害の段階で糖質制限食を実践すれば、認知症への進行を予防できるし、軽度認知障害が改善し正常に戻ることも期待できます。なにしろアルツハイマー病を発症したあと、「スーパー糖質制限食」の実践で1週間足らずで正常に戻った方さえおられるのです（36ページ参照）。

40代、50代から糖質制限食を実践していれば、軽度認知障害のリスクを軽減できますし、健康長寿が約束されます。さらに早期の20代、30代から糖質制限食を実践すれば、糖化に伴う老化が予防できます。読者のみなさんが健康長寿を達成されるよう本書および糖質制限食がお役に立てば幸いです。

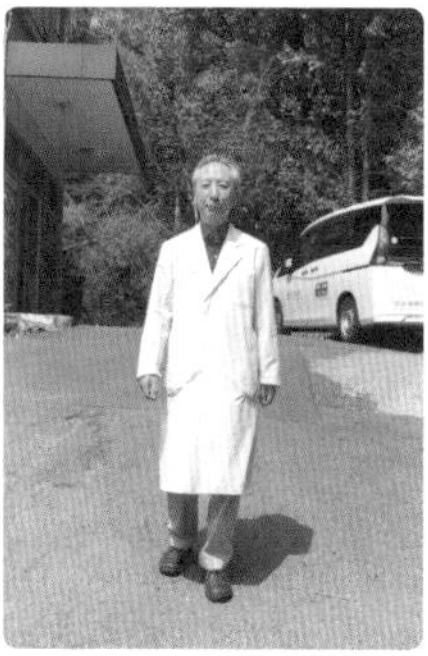

私は毎日、高雄病院内の坂を上がり下りしています。運動も認知症予防に必要ですよ（第5章参照）。

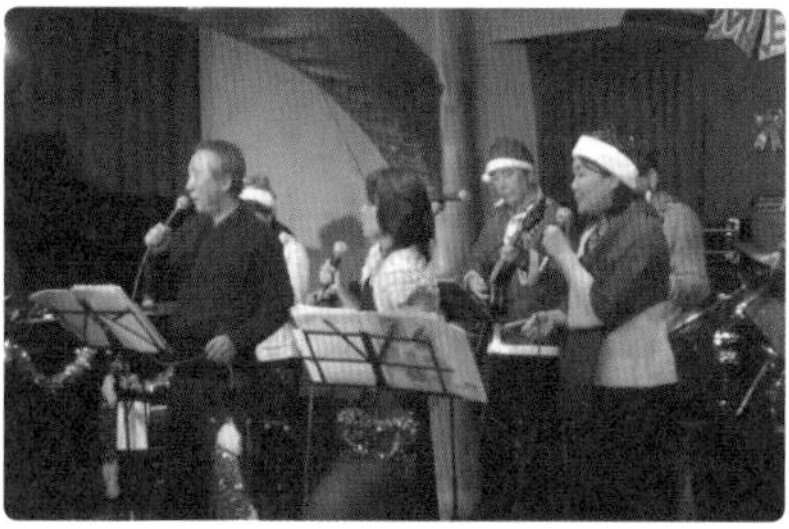

趣味のバンド活動でライブを年に2回、ブログ「ドクター江部の糖尿病徒然日記」の更新は毎日続けています。

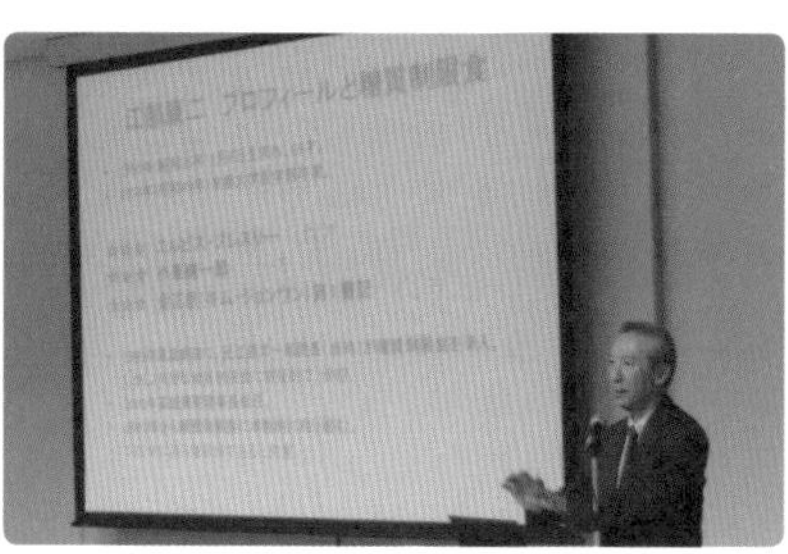

全国各地に講演に行くこともあります。新幹線の待ち時間にはホームを歩いて認知症予防に取り組んでいます。

名医が考えた認知症にならない最強の食事術　もくじ

第2章

身体にとって自然な食事を取り戻すコツ

第3章

食材選びと食べ方の最新常識

第4章

外食時に役立つ食事術 小ワザ編

第5章

不安の9割を解消する生活習慣常識

第6章

「糖質制限」の基本 Q&Aコーナー

※本書で紹介する糖質制限食が適さない人および医師に相談が必要な人のケースがあります

●血糖値を下げる薬を飲んでいる人や、インスリン注射をしている人は低血糖発作を起こす可能性があります。実施する場合は必ず医師に相談してください。腎機能低下・機能性低血糖・糖質依存症がある人も医師に相談して下さい。

●肝硬変、急性または慢性すい炎の診断基準を満たす人、長鎖脂肪酸代謝異常症、尿素サイクル異常症がある人には、糖質制限食は適していません。

第1章

食事をかえれば頭はたちまち冴え渡る！

INTRODUCTION

まずは認知症のメカニズムを知る

厚生労働省の発表によると、日本における認知症患者の数は、2025年にはおよそ700万人にのぼると推計されています。これは65歳以上の高齢者の約5人にひとりの割合という大変な数字です。もはや他人事ではないということがおわかりでしょう。

認知症はある日突然にかかるのではなく、長い月日をかけてじわじわと進行していきます。そのため、日ごろの生活習慣を整えることがとくに重要になってくるのです。

また、近年の研究で**糖尿病と認知症（とくにアルツハイマー病）に深い関**

わりのあることもわかってきました。糖尿病は「生活習慣病」と呼ばれる病気の一つ。そこでは日々の生活習慣、とくに糖質を摂り過ぎる食生活のあり方が大きな問題になっています。本章では最新の研究結果も踏まえたうえで、その関連性についてもお話ししていきます。

とはいえ「認知症がどういう病気なのか」ということをあまりわかっていない人も多いはず。そこで本章では「認知症とは何か？」といった基本的なところから話を始め、その引き金となる「糖化」や「酸化」について紹介していくことにします。簡単にいうと、**糖化や酸化といった現象が体内で起こることによって「老化」が進み、それが認知症のリスクを高める**ことになるのです。

認知症になってしまうメカニズムがわかれば対策も立てられますし、逆に健康増進にも役立てることができます。まずは本章で、その基本的な情報を身につけてください。

01

今や65歳以上の4人にひとりが認知症予備軍

冴える頭は食事術で維持できる

「認知症」という言葉に恐怖や不安を感じる人は少なくないでしょう。誰もが一度は考えたことがあるはずです。ただ、その恐怖や不安は「認知症のことをよく知らない」ことから生じるもの。「敵の正体」を知れば、不安は緩和され、対応する方法も見えてくるのです。

認知症とは「いったん正常に発達した知能が、後天的な脳の障害によって低下した状態」と定義されています。知能の低下とは、たとえば「さっき人と会ったことを覚えていない」「食事をしたことを忘れる」などの記憶障害、「文字を読んでも意味がわからない」「簡単な計算ができない」といった判断力の低下、「見えないものが見える」という幻覚、「財布を盗まれた」という妄想に至るまで記憶や判断力に障害が起こることを指します。認知症の患者とその予備軍は65歳以上では4人にひとり。これは大変な数といえます。

アルツハイマー病が70%

さて、この認知症ですが、一つの病気のことを指すのではなく、いくつかの病気の総称として用いられています。つまり、知能を低下させる病気は一つに限定されるわけではないということです。その代表的なものとしては四つあり、それぞれ「アルツハイマー型認知症」「脳血管性認知症」「レビー小体型認知症」「前頭側頭型認知症」と呼ばれています。このなかで最も多いのがアルツハイマー型認知症です。およそ**70%の患者さんがアルツハイマー病**として診断されています。

70%というのも驚異的な数字です。しかし、逆に考えればアルツハイマー病に気をつけておけば、認知症に対する恐怖や不安は大きく軽減されることになるわけです。

認知症予防においては、脳トレ、運動、社会参加活動など、あらゆる方法がすでに提唱されています。しかし、なんといっても**最短で効果が期待できるのは、今からすぐ始められる食事法**です。

02

食事で摂る糖質がゴミの原因

頭のなかにたまるゴミ「アミロイドβ」

アルツハイマー病とは、ごく簡単にいうと脳のなかにたまった「アミロイドβ《ベータ》」という老廃物が神経細胞に悪さをする病気です。その結果、物忘れをするなどの知能の低下を引き起こすことになるわけです。

脳のなかの老廃物は長い年月をかけてたまっていきます。ずっと掃除を怠っている部屋にはゴミがたまりますが、それに似たイメージととらえてください。ゴミの一つ一つは少量ではあっても、積もり積もれば大変な量になります。アルツハイマー病を発症する人の多くは70歳を超えてから。それまでたまってきたゴミが70歳を目安として悪影響をもたらすようになるということです。

最近の研究ではアルツハイマー病と糖尿病には深い関わりがあることが知られてき

ました。糖尿病の人がアルツハイマー病にかかるケースは、糖尿病ではない人に比べてなんと3倍以上。また、**糖尿病とアルツハイマー病の根本的な原因は同じ**という研究結果もあるほどです。これはのちに詳しくふれますが「インスリン」というホルモンが大きく影響しています。

糖質制限で認知症は防げる

じつはアルツハイマー病は治療法が確立されていません。一度かかってしまうと進行を遅らせるようにすることしか対処ができない病気です。ただ、アルツハイマー病と糖尿病は深い関係があるわけですから、糖尿病対策がアルツハイマー病にも有効であると考えられます。

そこで、糖尿病に有効な糖質を制限する食事法が重要になってくるのです。糖質を制限する食事法とは、簡単にいうとご飯・パン・麺類などの穀物製品やイモ類などの糖質が多い食品を食べず、そのほかの食品で補う食事療法のことです。

じつは**糖尿病にとって一番の原因である糖質を食事や間食から摂ることが、アルツハイマー病の一番の原因因子である「アミロイドβ」の蓄積を引き起こす**ことが証明されています。

03

米国糖尿病学会も実践している!

食事で摂る糖質は40%以下を目指す

日々の食習慣とアルツハイマー病・糖尿病の関係を如実に示すものとして知られているのが「久山町《ひさやままち》研究」です。これは九州大学を中心とするグループが福岡県の久山町の40歳以上の住民の方々を対象に行なっているものです。65歳以上の高齢者を対象に1985年から2012年にかけて5回にわたって調査を行なったところ、認知症にかかっている人は約3倍に増え、そのうちの6割がアルツハイマー病であることが認められました(35ページの図参照)。また、アルツハイマー病に限定すれば、患者数はおよそ9倍にまで増えていたのです。

なぜこんなことが起きたのかといえば、久山町では糖尿病患者が大幅に増えてしまっていたからです。糖尿病の人がアルツハイマー病にかかりやすいということはすでに述べましたが、久山町の調査結果は、それを裏づけた形になっていると私は思います。

ではなぜ久山町に糖尿病患者が激増し、それがアルツハイマー病の発症につながっていったのでしょうか？　久山町では糖尿病対策としてカロリー制限食（従来の糖尿病食）を住民のみなさんに奨励していたのです。

糖尿病食というのは糖尿病患者に食事療法として指導される「食事術」です。カロリーバランスを重視し「糖質60％・たんぱく質20％・脂質20％の食事を摂りなさい」と指導します。半分以上を糖質が占めていることに注目してください。こうした食事を続けた結果、久山町では糖尿病患者が激増しました。**食事で60％の糖質を摂るのは、もはや危険なこと**なのです。

現代人は糖質を摂り過ぎている

これはアメリカの糖尿病学会もすでに認めていることです。１９９０年から２０１0年の20年間で、アメリカにおける糖尿病合併症の発症率は急速に低下しました。理由は、糖質の摂取量を減らしたためです。糖尿病になる前は糖質50％の食事を摂っていた人たちに40％まで減らすよう指導したところ、たとえば急性心筋梗塞《こうそく》で亡くなる人がマイナス67・８％と激減しました。下肢切断はマイナス51・４％です。糖質を

10％減らしただけでこれだけの効果が得られたわけです。ちなみに東大病院においても、２０１５年４月から糖質40％の糖質制限食を導入しています。

しかしながら、日本ではいまだに糖質60％の食事のイメージが強いのです。確かに江戸時代や明治時代の日本人は糖質の代表格であるご飯をたくさん食べていましたが、電車や家電もない時代なので人々の運動量が現代と違います。**現代人は日常生活における運動量が少なくなっているのに、明らかに糖質を摂り過ぎている**のです。

現在、日本では糖尿病によって失明する人と下肢を切断する人は、それぞれ年間３０００人以上、人工透析になる人は１万６０００人以上、アメリカと異なりいまだに合併症は減少していません。これがいかに恐ろしいことか。

ここまでくると、日々の食事習慣で糖質を摂ることは、糖尿病ひいてはアルツハイマー病の大きなリスクとなっていることがおわかりになるかと思います。**食事で摂る糖質の量は、まず40％以下に抑えることを目指していきましょう**。糖質をたくさん摂ることがいかに認知症のリスクになっていくか、次項から詳しく述べていきます。

●認知症の病型別有病率の時代的変化

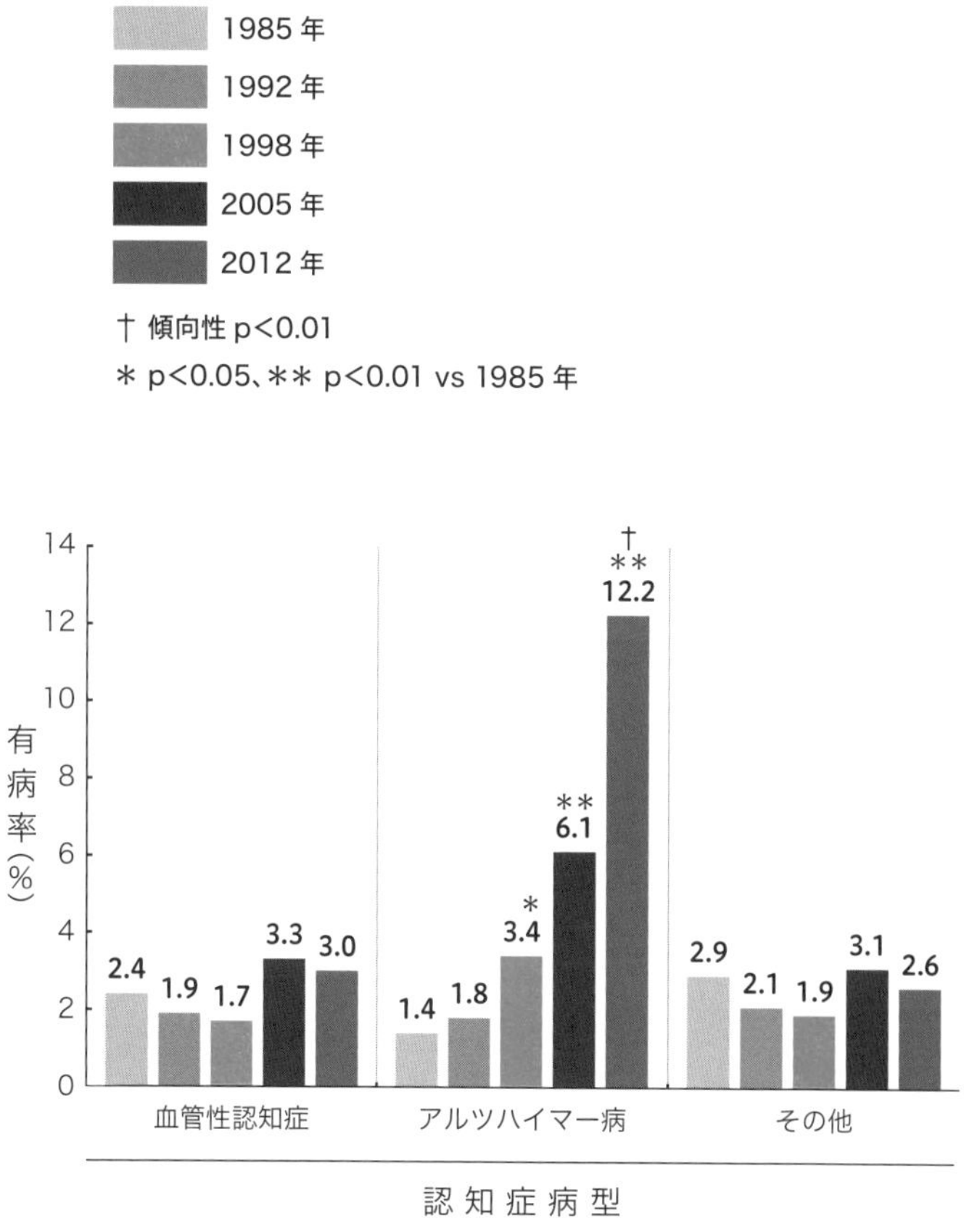

出典:公益財団法人 健康・体力づくり事業財団『健康づくり』2018年5月号

実践者インタビュー

「1週間の食事療法で思考と視界がクリアになった！」

ラコさん（60才）

11年前、49才時、若年性アルツハイマー型認知症であることを自覚する出来事があったラコさん。それは趣味のオペラチケット日を誤認したことから始まりました。

「自分が認知症を発症してわかったことは、物事を認識できる日もあれば、認識できない日もあるということです。2009年3月、月日が認識できなくなり、2万円を超えるオペラ公演チケットに行けなかったことが極めてショックでした。この時以来、オペラ公演日を認識できず、何度も観賞できなくなりました。

この一件に前後して、赤信号無視で何度もクラクションを鳴らされました。認識できないのです。また、買い物をした際におつりの勘定ができなくなりました。とりあえず千円札で支払いを済ませ、小銭を財布にため込むようになっていました。さらに2009年9月には両眼性複視を発症。片目をつぶって歩くしかできず、階段昇降さえ不自由になり、頭痛もひどい。このあたりで、まず糖尿病合併症を疑ったのです」

そこでスーパー糖質制限食を実行したラコさんは、驚異の体験をします。

「まず、1週間もたたないうちに両眼性複視が治まり、視界がクリアになりました。おつりの勘定もできるようになっており、オペラ公演日がきちんと認識でき普通に観賞しました。赤信号もきちんと認識できました」

体質的に異種タンパク質アレルギーをもつラコさんは、様々な改良を加えました。

「スタートした当初は便秘がひどかったので、納豆を食べ始めました。当初は1日75グラムで、今は1日30グラム。正直嫌いですが、年365日食べています」

その甲斐もあり、2020年5月現在まで病状は再発していないということです。

「私の父親もアルツハイマー型認知症で、80才時に信号待ちの赤信号が認識できず、自動車にはねられて骨折しました。現在の一般的な健康診断では空腹時の血糖値しかわかりません。私は食後の血糖値を計測したことによって、初めて自分が糖尿病合併症と若年性アルツハイマーの危険にさらされていることがわかりました。私の金銭的損害はオペラチケット代金だけでしたが、父と同じく赤信号を認識できなかったので、もしあのまま放置していたら、全く同じく車にはねられていたことでしょう」

04

糖分が多いとコゲやすい！

AGEsが老化を加速させる

近年、認知症予防に関連して注目されているのが「AGEs《エージーイーズ》（終末糖化産物）」です。このAGEsは「糖化」という現象によって生み出されます。糖化とは、ブドウ糖などの糖質が加熱によってたんぱく質や脂質とくっついてしまう化学反応のこと。糖化反応は人の体内でも起こります。食事から糖質を摂取すると、消化吸収されて、血液中のブドウ糖濃度が上昇します。そのブドウ糖（血糖）が体温で温められると、体内のさまざまなたんぱく質や脂質と結合する糖化反応が起こるのです。ただ結合したからといってすぐにAGEsになるわけではありません。

たとえば、赤血球のなかにヘモグロビンというたんぱく質がありますが、それに血糖がへばりついたものが「ヘモグロビンA1c《エーワンシー》（HbA1c）」です。このヘモグロビンA1cは糖化の初期の段階の物質ですが、糖尿病かどうかを判断する際のチェック項目です。血液中におけるこの数値が高くなるほど、糖尿病の疑いが濃くなるわけです。ヘモグロビンA1cは、糖化の初期の段階なのでまだ分解・代謝ができます。しかし、体内のさまざまなたんぱく質（皮膚、骨、血管など……）にブドウ糖がへばりついて、さらに糖化が進むと分解が困難な終末糖化産物・AGEsになります。

認知症とAGEsは密接に関わっている

AGEsは糖尿病を引き起こすだけではなく、骨のコラーゲンに蓄積すると骨粗しょう症を生じ、目（水晶体）にたまると白内障の一因になります。皮膚のコラーゲンに蓄積すると肌の弾力がなくなりシワになります。血中AGEsが高いと歯周病になりやすいこともわかっています。血管に蓄積すると動脈硬化などの一因になります。**このAGEsの蓄積こそが、老化の元凶**といわれているのです。そして**認知症の原因は数々ありますが、一言でいうなら、誰もがあらがうことができない「老化」**です。

体内で一度できてしまったAGEsは消すことがかなり困難といわれています。こういった理由から、AGEsを生み出す糖化を抑えるには、その原因となる糖質を控えることが重要です。つまり食事から摂る糖質をなるべく減らすということです。

05

AGEsは消えない借金

高血糖対策は早く始めるほど効果的

糖質がたくさん含まれている食品を食べると、食後の血糖値が急激に上がります。「血糖値」とは、体内を流れる血液中における血糖の量を示す数値です。食事で摂った糖質が体内でブドウ糖に分解されて吸収され、血管内に運ばれたものが血糖です。糖質を摂り過ぎて血糖値が高くなる高血糖の状態は、体に負担をかけます。

たとえば甘いジュースをテーブルにこぼした場合、テーブルがベタベタします。このテーブルのような状況が血管内で起こるのです。さらに甘いジュースを煮詰めるとドロドロになるように、血糖値が高い血液は体温で温められてドロドロになります。こうなると血管が詰まってもおかしくない状況になるのです。

こうして、血糖値が高ければ高いほど、高血糖の時間が長ければ長いほど、AGE《エージーイー》s《ズ》が生成されて体内に蓄積されていくことになります。**血管内に蓄積されたAGEsは、**

まるで「返済が難しい借金」のようなものです。消し去ることができない記憶、という意味から「高血糖の記憶」という言葉もあります。もし、あなたがこれまで高血糖の状態でいて、今日から糖質を控えた食事によってその状態を改善したとしても、それまでの高血糖の記憶は将来まであなたの体に害を及ぼし続けます。

調理法より糖質の量が問題

この「返済が難しい借金」AGEsの害を減らし、認知症を予防するためにはどうすればいいのでしょうか？　まずは**これ以上借金を重ねないように、今日から糖質を控える本書の食事術を実践すること**です。また、食べ物をこんがり焼いたり油で揚げたりして調理したものは少なからずAGEsが含まれています。よって、ゆでたり蒸したりする調理方法が有効という説もあります。しかし、体内で生成されるAGEsのほうが圧倒的に問題であり、食材から体内に入れるAGEsは気にしなくてもよいと、私は考えています。なぜなら、私たちのご先祖様は火を使うことによって進化を遂げてきたし寿命も延びているからです。調理法をあれこれ工夫するよりは、糖質が少ない食材を選ぶほうがはるかに効率的だと思います。

06

果物はもはや「毒」

果糖は数十倍の速さで糖化を促進

老化を顕著に示すのがお肌の衰えです。シミができたりシワが増えたり、鏡の前で「老けたなあ……」とついついため息。心当たり、ないでしょうか？　肌の劣化を防ぐためにビタミンやミネラル、食物繊維が豊富な果物を日常的に口にしている人も少なくないでしょう。しかしハッキリいって、それはお肌の若々しさを守るどころか衰えに加速をつける行為となってしまいます。その理由は果物の甘さにあります。

果物の甘みは糖質の一種である「果糖」などによって生み出されます。**この果糖はブドウ糖に比べておよそ数十倍もの速さでたんぱく質とくっついてしまう**といわれているのです。つまり、それだけ糖化を促進する（AGEs《エージーイーズ》をつくり出す）可能性があるわけです。この説は帝京大学医学部の山内俊一教授によるものですが、山内先生はAGEs研究の第一人者だけに説得力があります。

果糖は中性脂肪に変わりやすい

果糖はじつは血糖値を上げることはほとんどしません。その点で「安心できる糖質」と考えられていました。しかし糖化という観点から見つめ直してみると「安心なんてとんでもない！」ということになったのです。

果糖は血糖値をほとんど上げないものの、すぐに中性脂肪に変わるので肥満を招きやすいという面もあります。肥満も老化を促進します。その意味でも避けるに越したことはありません。

「果物が体に悪いなんて……」と唖然《あぜん》とする人も多いでしょうが、それは昔の常識にとらわれていると思ってください。現代の果物はその多くが品種改良され、糖度が大変高くなっています。また、サイズも大きくなっていますよね？　これはもはや**果物に含まれているビタミンやミネラルの摂取などお話にならないくらいで、糖質のかたまりを口にしている**ようなものです。

昔のリンゴやイチゴ、ミカンなどは酸っぱいものが少なくありませんでした。そのころの果物ならともかく、今の果物は「毒」だと思って手に取らないほうがいいでしょう。ビタミンやミネラル、食物繊維は野菜から摂るようにしてください。

07

体をサビさせる活性酸素

「糖化」+「酸化」で老化が加速

さて、**認知症の元凶ともいうべき老化を促進するのは、糖化だけではありません。「酸化」という現象も挙げられます**。酸化とは何か？　最もイメージしやすいのは鉄などの金属にできる「サビ」でしょう。あのサビは鉄の表面が酸素と水によって化学反応を起こすことで生じる現象ですが、それと同じようなことが体内でも起きるのです。

体内のサビの原因は活性酸素。呼吸によって体内に摂り込まれた酸素の一部などから生まれます。本来、活性酸素は体を守ってくれる存在。強い殺菌力をもち、外部から侵入した細菌やウイルスをやっつける役割を担っているのです。しかし活性酸素が増え過ぎると、今度は自分の細胞や遺伝子を傷つけるようになるのです。それによってサビが生じ、また、のちにふれる「慢性炎症」（74ページ参照）も引き起こしてしまうことになります（この慢性炎症もまた、老化を促進する要因の一つです）。

活性酸素による自身への攻撃を緩和するために、人には「抗酸化能力」が備わっています。具体的には活性酸素を無効化する酵素を分泌することなどで攻撃を弱めます。健康であれば、増え過ぎた活性酸素とそれを抑える抗酸化酵素のバランスがとれているのですが、激しい運動をしたり日常的にストレスを感じたりしていると、どうしてもそのバランスは崩れてしまいます。こうなると酸化反応のほうが強くなるので、その状態を「酸化ストレス」と呼んでいます。

激しい運動は酸化を促進する

抗酸化力は加齢によっても衰えていきます。糖化と関連づけて考えると、糖化によって老化が進むと、そこに酸化が「悪の仲間」として加わってくるイメージです。すなわち、**糖質を食べることは糖化を促し、酸化を招き、ダブルで老化を加速させる**ということになってしまうわけです。

たまに、これまで運動なしで糖質をたっぷり摂る食生活を送ってきた人が、突如として激しい筋トレやフルマラソンに挑戦するケースがあります。このような人が、急に激しい運動を始めることは酸化ストレスをさらに進める結果になるのでおすすめしません。運動をするなら第5章で紹介する速歩から始めてみてはいかがでしょうか？

08

体内の抗酸化力を強化させる食材

頼りになる！ ビタミンA・C・E

あらためていうことでもないでしょうが、人は酸素がなくては生きてはいけません。私たちの細胞にあるミトコンドリアが酸素を使ってエネルギーを生み出し、そのことでさまざまな活動を可能にしているわけです。ちなみに、**人は1日に500リットル以上の酸素を取り込み、そのうち約2％が活性酸素になる**といわれています。

これはすなわち、生きているかぎり、活性酸素は発生し続けるということ。酸化ストレスとの攻防戦はエンドレスということになります。

酸化は糖化による老化によってあと押しされるといいましたが、それ以外の要因も少なくありません。たとえば紫外線や放射線、汚染された空気、化学物質、タバコなど。これらはなるべく遠ざけるようにしたいものです。激しい運動も酸化ストレスを生じさせるといいました。これは大量の酸素を吸い込むことになるため。

酸化防止が認知症予防につながる

抗酸化に関しても、体内で分泌される酵素だけではなく、食べ物を通じて強化することができます。なかでも**強力な味方となってくれるのが「ビタミン」「ミネラル」「フィトケミカル」**です。ビタミンにはたくさんの種類がありますが、とくにビタミンAとビタミンCとビタミンEには抗酸化力が期待できます。三つの頭文字をとって「ビタミンエース（A・C・E）」と呼ばれているほどです。

ミネラルは体内における抗酸化酵素の原料になります。とくに抗酸化酵素の主役クラスの「スーパーオキシドジスムターゼ（SOD）」には欠かせません。フィトケミカルの種類としては赤ワインに含まれるポリフェノールや緑茶に含まれるカテキン、ブルーベリーに含まれるアントシアニン、コーヒーに含まれるクロロゲン酸などがあります。いずれも体にいい栄養素としてなじみがあるはず。生きているかぎり私たちは酸素を取り込みますが、また生きているかぎりは食べ物も口にします。その食生活において抗酸化を意識することが認知症を遠ざけることにもなるということです。

09

男女ともに重要な性ホルモン

女性はアルツハイマー病になりやすい

日本人のうち65歳以上の４人にひとりが、その前段階を含めて認知症にかかっているといわれている現在。なかでも、女性は男性のおよそ２・５倍もアルツハイマー病にかかりやすいということが明らかになっています。近年、その**原因は「エストロゲン」の減少にある**いうことがわかってきました。

エストロゲンとは性ホルモンの一種で、別名「女性ホルモン」とも呼ばれています。卵巣で分泌され、女性らしい体のラインをつくったり、肌の潤いやハリを生み出したりすることで知られていますね。ほかにも抗酸化作用や脳の血流をよくする作用、さらにアルツハイマー病の原因とされるアミロイドβ《ベータ》（脳にたまるゴミ）ができるのを防ぎ、記憶をよくする作用があるのです。

このエストロゲンですが、20代から30代をピークに年々減少していき、閉経を迎えると、その量はガクンと減ってしまいます。減った分は副腎から分泌される少量のテストステロン（こちらは「男性ホルモン」と呼ばれています）をエストロゲンに変えてなんとか対応しようとします。しかし、70歳を過ぎるころにはほぼゼロになってしまうのです。エストロゲンは過剰に分泌されていると、乳がんや子宮がんなどのリスクを高めますが、分泌が少なくなると今度は認知症のリスクを高めてしまうのです。

男性のほうが女性ホルモンが多い!?

いっぽう、男性にとっても性ホルモンは重要です。**男性の体内で分泌されるテストステロンは、エストロゲンに変わって脳に働き、記憶を支える作用があります**。もともと男性なので、テストステロンは豊富。エストロゲンもたくさんつくることができます。なんと50代の男女を比べると、じつは男性のほうが女性ホルモンをもっているという逆転現象が起きるほどなのです。男性もテストステロンが過剰に分泌されていると、前立腺《ぜんりつせん》がんなどのリスクを高めますが、分泌が少なくなると今度は認知症のリスクを高めてしまいます。よって、**男性ホルモン、女性ホルモンともに認知症予防にとって大きなテーマ**といえるのです。

COLUMN

ジョブズ氏はフルータリアンだった

マッキントッシュやアイフォン、アイパッドなど画期的な製品で世界にインパクトを与えてきたアップル社。その創業者のひとりとして知られるのがスティーブ・ジョブズ氏です。彼は56歳という若さで亡くなりました。死因は膵《すい》神経内分泌腫瘍《しゅよう》という珍しいがんでした。

ジョブズ氏は「フルータリアン」としても知られていました。フルータリアンとは、果実のみを食べる主義をもつ人たちのこと。ベジタリアン（菜食主義者）よりも厳しい制限をみずからに課しています。第1章でもふれたように、現代の果物は糖度が高く、果糖もたっぷりです。果糖はブドウ糖よりもAGEs《エージーイーズ》を蓄積する力が数十倍強いので、体には大きな負担がかかります。もしジョブズ氏が糖質制限食のことを知っていたら、今でも第一線で活躍していた可能性は十分にあると私は思っています。

第2章

身体にとって自然な食事を取り戻すコツ

INTRODUCTION

「インスリン」が健やかな頭脳のカギを握る

第1章ではアルツハイマー病と糖尿病の深い関係について述べました。そこで食事や間食で摂る糖質の摂り過ぎが、体に多大な悪影響を及ぼしていることが浮き彫りとなりました。

食事や間食で糖質を摂ると、すい臓でインスリンというホルモンが分泌されます。とくに多くの糖質を摂ると、基礎分泌の10～30倍ものインスリンが追加分泌されてしまうのです。

インスリンの追加分泌はアルツハイマー病と直接関わっています。**近年の研究で、インスリンは脳の「海馬《かいば》」という器官からも分泌され、記憶物質として有効であることがわかってきた**のです。ところが、糖質をたくさん摂るとインスリン抵抗性を招き、結果的に海馬で記憶を定着させるインスリンの働きを妨げてしまうのです。さらにインスリンの追加分泌は、脳のなかにアミロイドβがたまる一因になります。こうして認知症のリスクが高まってしまうのです。

そもそも糖質は三大栄養素の一つですが、人類が日常的に食事から摂取するようになったのは約1万年前から。人類がチンパンジーと分かれて誕生したのが約700万年前なので、人類が穀物を主食としたのはわずか700分の1の期間にすぎません。**人間の体は、過剰な糖質を摂る食事スタイルに適合できていない**のです。本書で紹介する食事術は、まさに人類にとって一番自然な食事スタイルです。本章では、本来の食生活を取り戻すことによって、いかに健やかな頭脳と体を取り戻すことができるかについてもお話ししたいと思います。

01

糖質だけが血糖値を上昇させる

「炭水化物」＝「糖質＋食物繊維」

さて、ここで「糖質とは何か？」について、あらためて説明をしておくことにしましょう。**糖質とは、たんぱく質・脂質と並ぶ「三大栄養素」の一つ**。現代の食生活においても、糖質はすっかりおなじみの存在です。砂糖をたっぷり使った甘いお菓子やジュースなどの清涼飲料水にはたくさんの糖質が含まれています。

しかし気をつけるべきは、甘いものだけではありません。むしろ、1日3食きちんと主食を中心に、主菜、副菜をバランスよくそろえた食事をしているほうが危ないのです。なぜなら私たちが「主食」としているご飯やパン・麺類などの「炭水化物」は、糖質をたっぷり含んでいるからです。そもそも「炭水化物」とは、「糖質＋食物繊維」のこと。よって、認知症を予防するためには、糖質のもとになる炭水化物を控える食事法が必要になるのです。ただし炭水化物には食物繊維も含まれているので、炭水化物を減らす場合はほかの食品から食物繊維を摂ることも意識しておきましょう。

ご飯よりもお肉のほうが健康的

ここで覚えておきたいことは、三大栄養素のなかで唯一、**糖質だけが血糖値を直接上昇させる**ということです。たんぱく質や脂質は血糖値を上げません。血糖値が上昇するとインスリンが分泌され、余った血糖を脂肪に変えるので肥満になりやすいのです。たんぱく質や脂質のように糖質を含まない食材であれば、食べても大丈夫です。

つまり血糖値を上げないという観点でいうと、「何も食べずにがまんすること」と「おいしいお肉をしっかり食べること」はほとんど変わりません。でしたら、おいしいお肉を食べて楽しい時間を過ごしながら認知症予防をしたいと思いませんか？　ご飯1杯（茶碗1杯150グラムで約250キロカロリー）を食べるより、脂の乗ったサーロインステーキ（200グラム約1000キロカロリー）を食べるほうが健康的でダイエットにも効果的なのです。低脂肪食よりも糖質制限食のほうが減量効果が高いことは、『ランセット』などの権威ある医学雑誌でもすでに証明されていることなのです。

02

人の体は過剰な糖質に慣れていない

人類は700万年間、糖質オフだった

糖質は三大栄養素の一つですが、これを人類が日常的に食事から摂り入れるようになったのは約1万年前からです。その時期に農耕が始まり、穀物（糖質）を安定的に口にできるようになりました。

1万年というと相当な期間に思えるかもしれませんが、人類が地球上に誕生したのはおよそ700万年前ですから、そもそものスケールが違います。**人類はその歴史のなかで、主食が穀物ではない低糖質の食生活を700万年間過ごしてきた**ということになるわけですね。つまり、人間の体にとって糖質制限食が本来の食事スタイルということになります。

日本にかぎっていえば、日本人が米を食べ始めたのはわずか2500年前の弥生時代から。それ以前の縄文時代は狩猟・漁労・採集によって動物や魚、野草、木の実、

● 食生活の変化と食前食後の血糖値

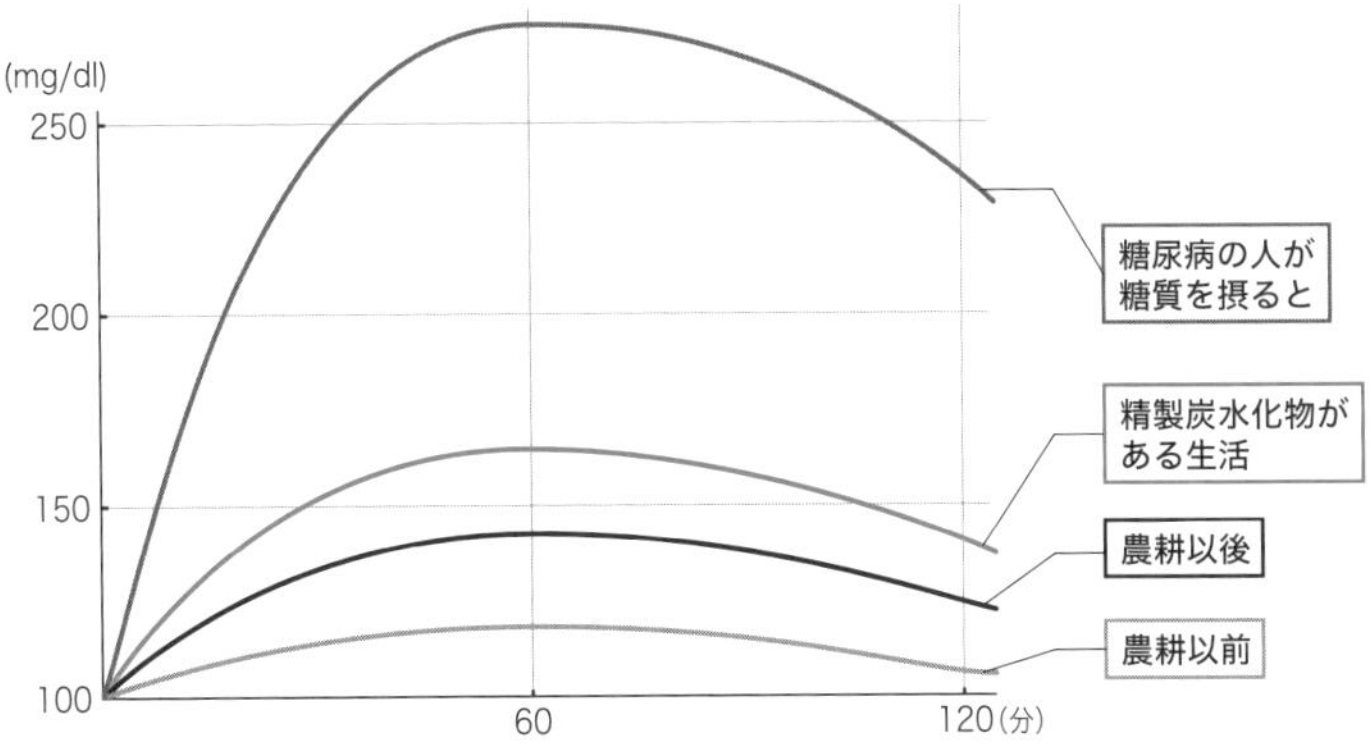

農耕が始まってから、食後の血糖値上昇幅がはね上がっています。

キノコ、海藻などを食べていました。このように人類進化の歴史から考えてみると、人間の体は糖質を体内にたくさん摂り入れることに慣れていないのです。そして実際、糖質を摂ることで血糖値が急激に上がって体にダメージを与えてしまうわけですから、この考えは当たっているということになります。

白米や小麦粉で血糖値が急上昇

農耕が始まる前の人類の食前食後の血糖変動幅と、農耕が始まって以降の変動幅にはおよそ2倍もの開きがあります。とくに**精製された真っ白な小麦粉や白米は消化と吸収がスピーディーなため血糖値も急上昇し、変動幅は3倍になります**。

03

アミロイドβがたまる原因の一つ

本当は怖いインスリン抵抗性

人間の体には自身を守るメカニズムがさまざまに備わっており、高血糖の害から身を守るメカニズムもちゃんと備わっています。糖質は体内でブドウ糖に変わり、血液をドロドロ状態（高血糖）にするわけですが、ここで登場するのがすい臓から分泌されるホルモン「インスリン」。インスリンは、血中のブドウ糖、つまり「血糖」を筋肉の細胞内に取り込ませることでエネルギー源とし、血糖値を下げてドロドロ状態を解消する働きをもちます。

エネルギー源として使ってもまだ血糖が余るようだと、インスリンは血糖を「グリコーゲン（ブドウ糖の集合体）」に変えて筋肉や肝臓にストックします。しかし、ストックする量にも限度があります。その限度を超えてしまうと、血糖はインスリンによって中性脂肪に変えられ、体脂肪として蓄積されるのです。

● 体内におけるインスリンの働き

① 糖質が胃や腸で消化され、ブドウ糖に分解される。その後、吸収され、血管に運ばれて、血糖になる。

② インスリンが筋肉細胞に血糖を取り込ませるように働きかける。筋肉は血糖をエネルギー源として利用したあと、グリコーゲンとして筋肉や肝臓に貯蔵し、必要な時に使う。

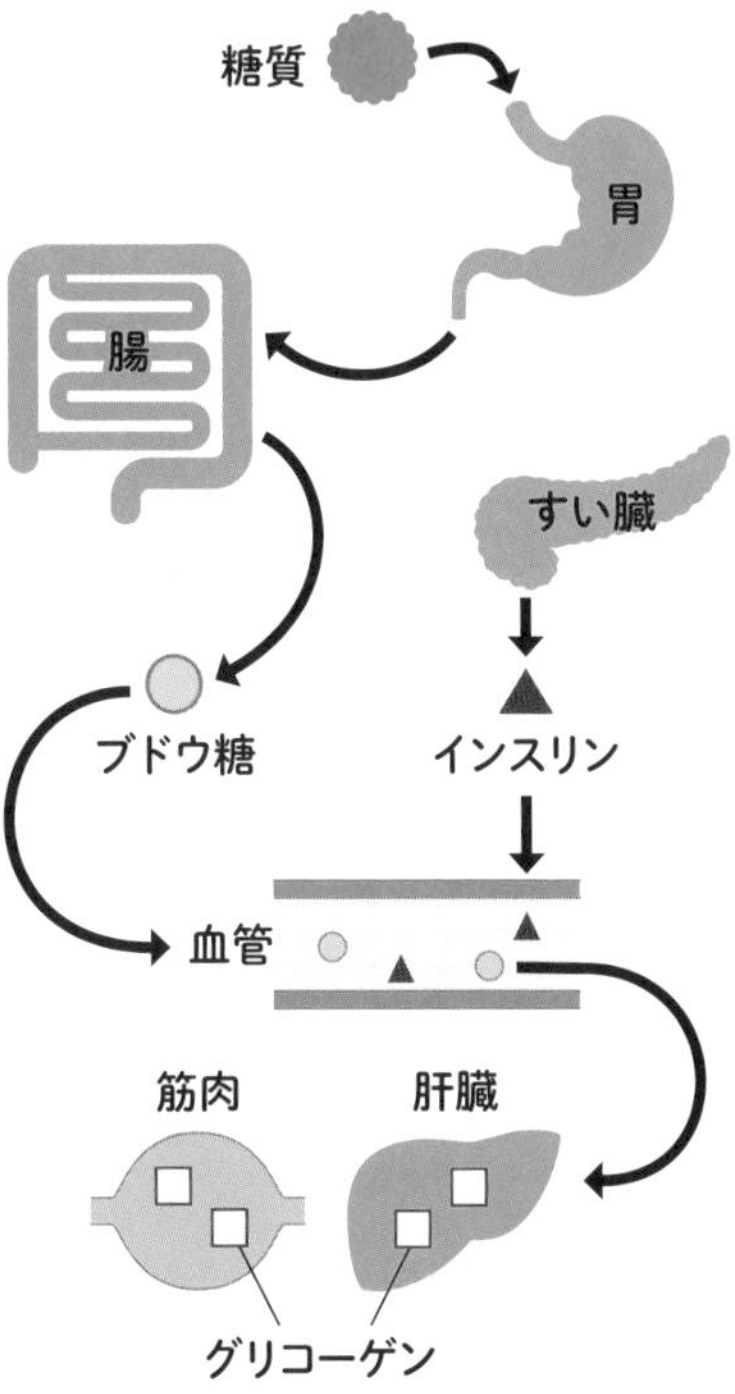

③ 筋肉で利用されずに余った血糖は、インスリンによって中性脂肪に変えられて体脂肪になっていく。

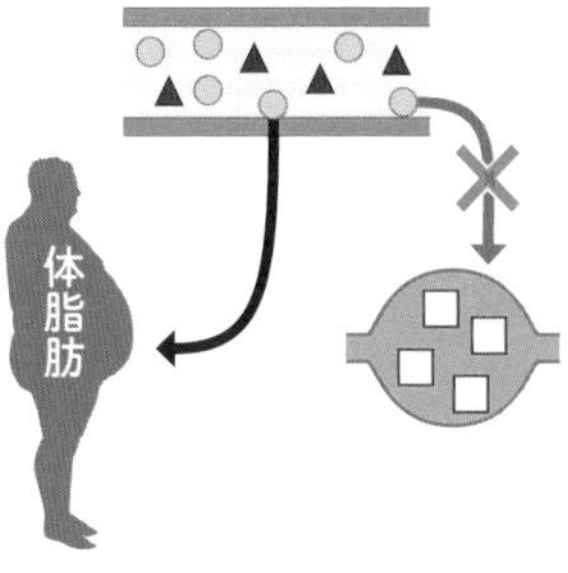

こうして脂肪を蓄えることによって、大昔の人類は安定した食物がなかった時代を乗り越えてきたのです。ところが飽食の現代においては、インスリンによって脂肪を蓄えて太ってしまう害のほうが問題になってきました。こうして**インスリンは別名「肥満ホルモン」という悪名をもつ**ようになってしまったのです。

さて、インスリンはふだんから24時間休むことなく分泌されています。ただし、この場合は少量ずつ。これを「基礎分泌」といいます。涙や唾液もふだんは少量ずつ出ていますよね。似たようなものと考えてください。

ところが食事を摂ると、基礎分泌に加えて「追加分泌」が出ます。とくに**糖質を多く食べると、基礎分泌の10〜30倍ものインスリンが追加分泌されてしまう**のです。

これは体にとって本来は異常事態です。涙や唾液がいきなり30倍も出てきたらビックリしますよね？　このような異常事態が起きないように、人間の体には本来、体の状態を一定に保つ「恒常性」の性質が備わっています。もし、こういう異常事態が日常的に続くとどうなるかというと、二つのよくないことが起きます。

一つは、インスリンが出なくなること。インスリンはすい臓のβ《ベータ》細胞から分泌されるのですが、その細胞が疲れきってしまうのです。これを**「インスリン分泌能低下」**といいます。もう一つのよくないことは、インスリンの効き目が弱まること。こちらは**「インスリン抵抗性」**といいます。ちなみに「インスリン抵抗性」の一番大きな要因は糖質過剰摂取による内臓脂肪の蓄積です。さて、インスリンの分泌が不足するか、出せているとしても効き目が弱まるとどうなるか？　糖尿病と診断されます。

インスリンの大量分泌がアミロイドβ蓄積の原因

インスリンの追加分泌はアルツハイマー病とも直接関わってきます。しくみとしては次のようなものになります。大量に分泌されたインスリンが当初の目的（血糖値を下げる）を果たすと、血中の余ったインスリンは分解されることになります。その分解の役割を担うのが「インスリン分解酵素」です。この酵素には、アミロイドβ《ベータ》を分解するというもう一つ大切な役割があります。アミロイドβは、頭のなかにたまるゴミであり、アルツハイマー病を引き起こす原因でしたよね？　したがって、**アルツハイマー病を防ぐにはインスリン分解酵素が適切に働く必要がある**わけです。

ところがこの酵素が大量に分泌されたインスリンの分解に追われてしまうようになると、アミロイドβの分解にまで手が回りません。結果として、頭のなかにゴミがたまりやすくなるわけです。血液中のインスリンが増えることを「高インスリン血症」といいますが、もとをたどると、それは日常的な糖質の摂取につながっていくのです。

04

血糖を下げるだけじゃない！

インスリンは記憶の定着を支えている

高血糖を解消するためにすい臓から出るインスリン。近年の研究で、このホルモンは脳の「海馬《かいば》」という器官からも分泌されていることがわかりました。**なぜ、脳内でインスリンが分泌されるのでしょうか？**

海馬というのは、聞いたことのある人も多いでしょうが、おもに「記憶」に深い関わりをもつ脳の器官です。その役割をあらためて説明してみましょう。

私たちは日々、いろいろな情報にふれますが、その情報は「すぐに忘れていいもの」と「覚えておいたほうがいいもの」の二つに大別できます。その取捨選択をするのが海馬です。

頭のなかに入ってきた情報は一時的に海馬に収納されます。これを「短期記憶」といって、長くて数日間はここに置かれます。海馬はその情報のなかから「覚えておいたほうがいいもの」を選別し、脳内のしかるべき場所へと送り込みます。保管庫のイメージです。こうして保管された情報を「長期記憶」といいます。保管されなかった情報は、そのまま自然消滅していきます。

海馬は記憶の種類を仕分け、定着させる

海馬はこうした情報の仕分けをするいっぽうで、必要な時には長期記憶を引っ張り出してくる働きも担います。久しぶりに会った人の名前をすぐに思い出せるのは、海馬の働きがスムーズだからです。逆に「やあやあ、ご無沙汰してました」といいながらも内心では（えーと、この人だれだっけ？）という場合は、海馬が長期記憶を引っ張り出すのに手間取っているということです。

海馬からインスリンが分泌されるのは、じつはその記憶をつかさどる働きを支えているため。インスリンは記憶物質としても有効であることがわかってきたのです。

アルツハイマー病にかかると、真っ先に影響を受けるのが海馬です。アルツハイマー病は記憶に障害が起きる病気ですが、それは海馬が冒されてしまったからにほかなりません。となると、インスリンと海馬の関係をさらに考察してみる必要がありそうですね。それに関しては次項でふれることにします。

05

海馬の仕事が効率ダウン、ゴミもたまる

インスリン追加分泌の危険

アメリカでは鼻から吸入するタイプのインスリンが販売されています。これは認知症を患った人に向けた商品ですが、この経鼻吸入用インスリンを健常者が用いると15分後には記憶力がアップすることがわかっています。鼻から吸い込んだインスリンが脳内にスムーズに取り込まれることが理由です。

また、アルツハイマー病のラットを使った動物実験でも**インスリンの投与によって認知機能が回復する**ことが明らかになっています。これらのことから、脳内における海馬が本来の機能を果たすためにはインスリンの作用がとても重要になっていることがすでに証明されているのです。

となると、こういうことが考えられそうです。すなわち「インスリンは出せば出すほど記憶力がよくなるのではないか」。それについて考えてみることにしましょう。

海馬の働きを支えるのは、脳内で分泌されるインスリンだけではありません。すい臓から分泌されるインスリンも同じように活用することが可能です。こうなると、ますます「糖質をいっぱい摂ってインスリンを追加分泌したほうがいいのでは？」と考える方も出てきそうです。

インスリンが海馬の仕事効率のカギ

しかし結論を先にいうと、そうはなりません。順を追って説明しましょう。まず脳には「血液脳関門」というセキュリティゲートがあります。有害な物質が血液から脳組織に侵入すると大変なことになるので、それを防ぐために設けられているものです（この血液脳関門はのちにふれる「ケトン体」にも深い関わりがあります）。

健康な人のすい臓から出されたインスリンは、このセキュリティゲートをフリーパスで通ることができます。「海馬さんの応援にかけつけました」「ご苦労様です。どうぞ、お通りください」といった感じですね。

ところが「はい、ストップ。あなたは通れません」という事態が起きる場合もあります。どういう時か？　全身のインスリン抵抗性が高くなっている時です。ストップをかけることで、脳内のインスリン抵抗性が高まるのを防ぐわけです。

インスリン抵抗性とは、インスリンの効き目が弱くなっている状態でした。糖質の摂り過ぎで通常の30倍ものインスリンをつねに出し続けていると内臓脂肪が過剰に蓄積します。そうするとＴ《ティ》Ｎ《エヌ》Ｆ《エフ》α《アルファ》やＰ《パ》Ａ《イ》Ｉ-１《ワン》といった悪玉ホルモンが出てインスリン抵抗性をもたらします。ふだんからインスリンを湯水のごとく使っていると、本当は海馬で記憶の定着を助けていたはずの活躍ができなくなってしまいます。糖質をたくさん摂ることによって起こるインスリンの追加分泌が頻回に起こると、**結果的に、海馬で記憶を定着させるインスリンの働きを妨害することになってしまうのです**。ここでも糖質制限食の重要性が感じられることでしょう。

糖尿病の人がアルツハイマー病にかかりやすいのは、こうしたメカニズムがあったからです。さらに**インスリンの追加分泌過剰は、アミロイドβ《ベータ》を分解するインスリン分解酵素を多忙にし、脳のなかにゴミがたまりやすい状態にします**。海馬の応援もできず、ゴミもたまりやすくなる。こうして認知症のリスクが高まってしまうのです。

誰もが歳をとると多かれ少なかれインスリン抵抗性は高くなっていきます。それは自然の老化現象であり、仕方のないことといっていいでしょう。ただ、みずからインスリン抵抗性を高める生活習慣を続けているとなると話は別になってきます。やはり高血糖を防ぐ食習慣が大切なのです。

● インスリン追加分泌の危険

糖質をたくさん摂ってインスリン追加分泌が頻回に起こると……

脳のゴミ（アミロイドβ）を分解するインスリン分解酵素が多忙になり、脳のゴミがたまりやすくなる。

全身のインスリン抵抗性が高まり、インスリンの海馬における働きが弱くなる。

結果的に、認知症リスクが高くなる！

06

脳血管性認知症を引き起こすかも!?

食後高血糖が血管を傷つける

空腹時と食後の血糖値の差が大きい高血糖状態を、その形状から「グルコーススパイク」と呼んでいます。スパイクとは「とがったもの」という意味。左ページのグラフは、健康な人の血糖値の変化を図表化したものです。ご覧のように、**ご飯（糖質）を食べると1時間後には血糖値の急激な上昇、つまりグルコーススパイクが起きています**。いっぽう、焼肉を食べた時の血糖値のグラフは穏やかなままです。これが糖質のみが血糖値を上げるということなのです。

グルコーススパイクによる第一のリスクが、血管の損傷です。グルコーススパイクが起きるたびに血管は傷つけられ、ＡＧＥｓ《エージーイーズ》が蓄積してやがては動脈硬化を招くことになるのです。その理由は、くり返す食後高血糖により毎日血管壁にＡＧＥｓが蓄積していき、動脈硬化を生じ、血管を狭めたりかたくしたりするからです。これは長い

● 米と肉を食べた時の食後血糖値の変化

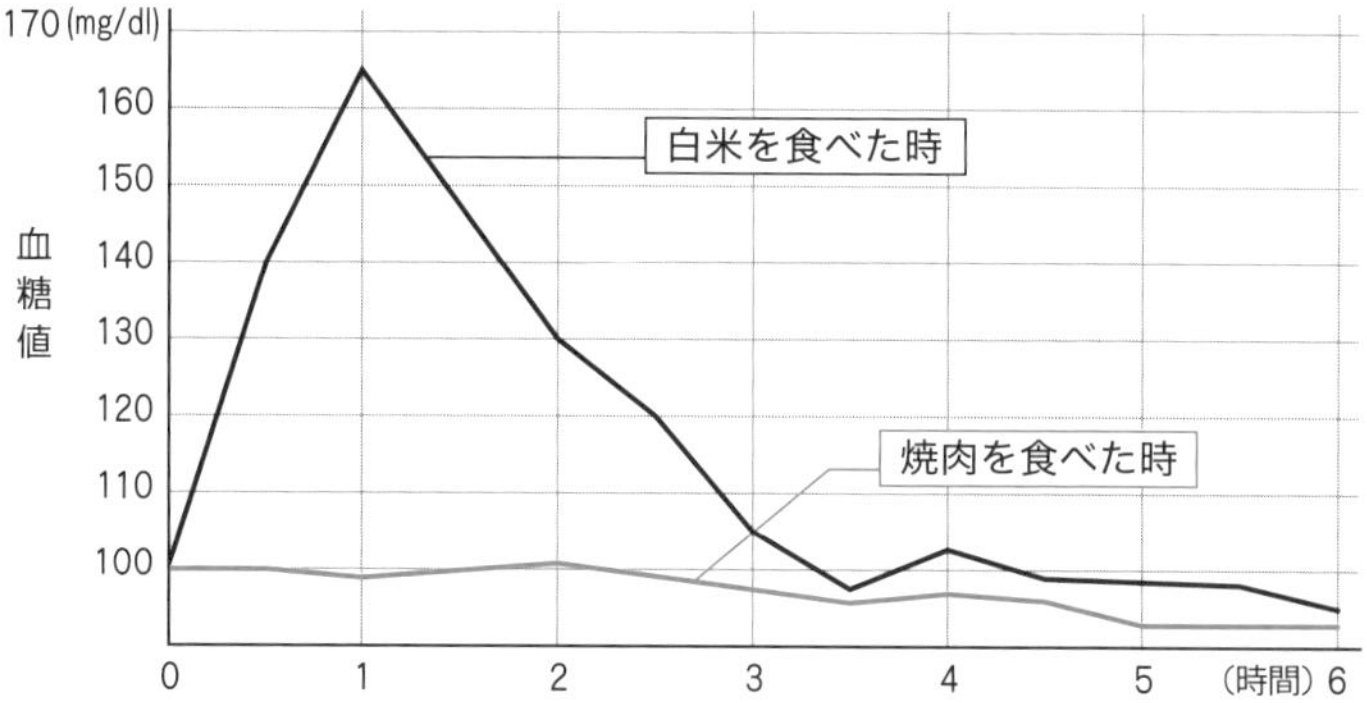

グルコーススパイクは慢性的に血糖値が高い状態より、血管のダメージをより大きくすることがわかっています。 出典：鎌倉女子大学 成瀬宇平博士

時間をかけて進行していきます。動脈硬化になると血流が滞り、血栓が詰まるリスクも高まります。これが脳で起きると脳梗塞《こうそく》ということになります。

アルツハイマー病に次いで多い認知症は「脳血管性認知症」ですが、この病気は脳梗塞や脳出血などで脳の神経細胞がダメージを受けたことが原因で発症します。つまり、**グルコーススパイクを1日に何度もくり返していると、脳血管性認知症になる危険もまた高くなる**のです。よって、いかにしてグルコーススパイクが起こらないように過ごすかがポイントになるのです。この現象を予防するには、第3章で述べる食事療法と、第5章で述べる運動療法、大きくはこの二つの方法があります。

07

疲れた時の甘いものは危険度大！

人間はブドウ糖をつくることができる

「疲れた時は甘いものが食べたくなる」という人は多いのではないでしょうか。肉体的な疲れもそうですが、とくに頭を酷使した時などは甘いものを食べると脳がスッキリするという人は少なくないようです。しかし、それは危険です。

糖質をもとにつくられるブドウ糖は確かに脳細胞で大量に消費されます。脳細胞以外でも酸素を運ぶ赤血球や目の網膜細胞もブドウ糖を使いますし、そもそも全身の細胞はブドウ糖をエネルギー源としています。このことから「疲れたら甘いもの」という考えが生まれたと思われますが、そんなことをすればグルコーススパイクを生じさせてしまうだけ。じつは**人間の体はみずからブドウ糖をつくることができる**ため、甘いものをわざわざ摂る必要はないのです。そのしくみを「糖新生《とうしんせい》」といいます。

そもそも、人間の体は急激な変化を好みません。血糖値に関してもそれはいえることで、つねに一定の範囲内に収まるようにしているのです。頭を酷使するなどの理由でブドウ糖をたくさん使うと、それを補充するために糖新生が行なわれます。

糖新生を活性化させる

糖新生を行なうのは肝臓。もともとこの肝臓にはエネルギー源の予備としてグリコーゲン（ブドウ糖の集合体）が備蓄されています。ブドウ糖が使われ、血糖値が下がると、この備蓄されたぶんが放出されます。

ただ、肝臓に蓄えられているグリコーゲンは少量なので、それではカバーしきれないことも。そういう時、肝臓はグリセロール（脂質の代謝物）やアミノ酸、乳酸などを使ってブドウ糖をつくり出すのです。これが糖新生のしくみです。

糖新生では脂肪が燃焼されることによって大量のカロリーを消費します。したがって肥満防止にもなるのですが、外部から糖質が摂り入れられると糖新生そのものが行なわれません。「自分でつくらなくても済むのなら、わざわざカロリーを使ってまで働くことはない」と肝臓が甘えてしまうのかもしれません。

逆に、糖新生の活性化をつね日ごろから意識すれば（糖質制限食を摂れば）、糖質のもたらす脅威から脳を守れることになります。

08

もう一つのエネルギー源「ケトン体」

脳はブドウ糖以外のエネルギー源も使える

脳細胞はエネルギー源としてブドウ糖を大量に使います。しかし**ブドウ糖以外にもエネルギー源となる物質が存在する**のです。その物質が「ケトン体」。初めて知るという方も多いでしょう。ケトン体は肝臓でつくられる物質で、原料は「遊離《ゆうり》脂肪酸」。この遊離脂肪酸は血中に含まれる脂肪酸のことですが、もとをたどると中性脂肪に行き着きます。肥満の原因となる中性脂肪を使うわけですから、ケトン体をつくることはダイエットにもなるわけです。ケトン体は脳のセキュリティゲートである「血液脳関門」をフリーパスで通ることができます。健康な人のインスリンと同じですね。ケトン体もインスリンも脳の活動に大きく役立つ存在なのです。

食事から糖質を摂らないようにすると、前項でふれた糖新生《とうしんせい》が活発になるとともにケトン体も大量につくられるようになります。ブドウ糖に加えてケトン体もエネルギー源として脳に供給されるわけですから、それだけ脳の働きがよくなり、さらに疲れにくくなるといっていいでしょう。

ケトン体は体の若さを維持してくれる

ケトン体はブドウ糖ほど知られていないことや、さらに弱アルカリ性であるはずの血液が酸性になる「糖尿病性ケトアシドーシス（酸性血症）」を引き起こす可能性があることから危険視する人もいるようです。しかし糖尿病性ケトアシドーシスはすでにインスリン注射を打っている人が、注射できなくなるなど、インスリン作用が欠乏した時のみに生じる病態です。インスリン作用が働いている一般の人ではまず心配しなくていい程度の問題です。

ケトン体の安全性の根拠の一つとして、生まれたばかりの赤ちゃんは大人よりも数倍多い血中ケトン体をもっていることを挙げておきましょう。体に危険なものなら、赤ちゃんが体内でそれほどまでのケトン体をつくり出すはずがありません。

脳細胞にかぎらず、ケトン体を体全体のエネルギー源として使えるようになると若さが保てるので、それだけ老化を遅らせることができます。ケトン体をたくさんつくれるようになることで、認知症のリスクも小さくなるのです。

09

効果1 アンチエイジング
「慢性炎症」を抑止、免疫力アップ！

ここからは本書で紹介する食事術の効果について紹介していくことにしましょう。

近年、医療の分野で関心を集めている「慢性炎症」に対しても糖質制限が有効です。慢性炎症とは、血管や細胞など体のあらゆる場所で起きている慢性的な炎症のことで、がんや動脈硬化、うつ病、認知症などを発症させるといわれています。

炎症というのは本来、体を守るメカニズムの一種です。わかりやすい例では、転んだ時にできるすりむき傷。周辺が赤くなったり熱を帯びたり、かさぶたができたりしますよね？　これらは傷を治そうとする生体防衛反応。一般的には「急性炎症」のことをいい、短期間で治まります。

しかし炎症には長期化するものもあり、それを慢性炎症と呼んでいます。急性炎症との違いは、ハッキリとした自覚症状がほとんどないこと。そのため、知らず知らず進行していくケースが多いのです。

肥満で増える脂肪が炎症を引き起こす

慢性炎症のおもな原因は老化による免疫《めんえき》機能の低下です。私たちの体をつくる細胞は日々生まれ変わり、古い細胞は死んでしまいます。若いうちは免疫細胞の「マクロファージ」がその死んだ細胞を食べて体内をきれいにしてくれるのですが、加齢によって免疫機能が低下すると、食べ残しが増えてしまいます。体内にたまった死んだ細胞は炎症を引き起こし、周囲の細胞にも悪影響を与えてしまうのです。

また、肥満も慢性炎症を引き起こすことが近年の研究では明らかになっています。脂肪が増え過ぎると皮下脂肪から内臓脂肪へと広がっていきますが、そこでも炎症を引き起こしてしまうのです。糖質制限食は、これまで再三ふれてきたようにダイエット効果があり、老化を遅らせるアンチエイジング効果もあります。そのことが慢性炎症の抑止力にもなるわけです。

10

効果2　血流改善

視力や歯の衰えをストップ！

高血糖状態では血管内のブドウ糖の濃度が高いので血液が砂糖水のようにドロドロになり、血流が悪くなります。また、血管内のブドウ糖の濃度を一定に保つために水分で薄める必要が生じ、体の水分量が多くなります。この結果、血管がふくらむようになり、血管内の圧力が高くなることで高血圧となるのです。

本書の食事術を実践すると、血糖値を跳ね上げるグルコーススパイク（食後高血糖）の発生が抑えられ、本来のサラサラとした血流を取り戻せます。**高血圧も自然に解消される**ことになります。

血流がよくなることで、体のすみずみにまでたっぷりの酸素と栄養素が運ばれ、体が全体的に若々しくよみがえります。老化は血管から始まるといわれるので、サラサラした血流はアンチエイジングには欠かせないわけです。とくに毛細血管が元気になることは大きなメリットです。

毛細血管が元気だと、肌はしっとりとした潤いを取り戻しますし、髪の毛もハリとツヤが出てくるようになります。糖質制限食を始めた人は体重がストンと落ちることにまず驚きますが、そのあとは体が若返ることで二度ビックリすることになります。ほかにも虫歯や歯周病が防げたり、聴力の衰えや加齢による身長の縮みも遅らせることができます。

白内障のリスクも減らせる！

また、**血流がよくなることで視力の衰えもストップ**します。これは私自身の経験ですが、40歳くらいから始まっていた老眼が糖質制限によって進行が止まりました。70歳を迎えた今でも裸眼で『広辞苑』を読むことができます。

加齢による目の病気といえば「白内障」がよく知られています。白内障は水晶体が濁ることで視界がかすんでくる病気。じつに70代の人の8割がこの病気になるといわれているほどです。しかし私は幸いなことにその白内障にはかかっていません。白内障は糖尿病が原因で起きることもあるので、その点でも糖質制限は有効といえます。

11

効果3 食後に眠くならない
睡眠の質が劇的に改善

お昼ご飯を食べたあとに強い睡魔に襲われた、という経験をもつ人は少なくないでしょう。食後に眠くなってしまう理由はズバリ、糖質を摂り過ぎたからです。69ページのグルコーススパイクのグラフを思い出してください。たとえば、昼食に糖質たっぷりのラーメンをお腹いっぱい食べたとして、眠くなるのは食後の血糖値がグンと上がる1時間後くらいです。デスクワークの場合、多少コックリしてしまったとしても上司からたしなめられる程度で済みます。しかし、車を運転する仕事ならどうでしょう？　一瞬の居眠りが惨事を引き起こすことも十分に考えられます。試しに昼食の糖質を減らしてみてください。たったこれだけで、**お昼過ぎの眠気が驚くほど改善でき、仕事や家事のパフォーマンスを上げることができる**でしょう。

なぜ糖質を控えると眠くならないのでしょうか？　野生動物をイメージしてみると

わかりやすいと思います。穀物などの糖質を摂らない野生動物は、血糖値が人間のように激しく上下することがありません。そして必要な時に眠り、起きるとすぐに活動を始めます。寝ぼけていては天敵に食べられてしまうので当然なのです。

よい眠りが認知症を防いでくれる

糖質制限をすると、まるで野生を取り戻したかのように感じる人もいることでしょう。食後の眠気でボーっとすることはなくなり、思考もクリアになります。また、**夜の寝つきと朝の目覚めもよくなります**。日本人は世界的に見ても睡眠時間が少なく、慢性的な睡眠不足に陥っていますが、その解消にも糖質制限食は役立つのです。

私自身もそうですが、糖質制限をしている人は布団に入った途端スヤスヤと眠りにつき、夜中に目覚めることもなく、朝は爽快な気分で目覚めます。寝つけなくてイライラしたり、目覚めが悪くて布団のなかでグズグズしたりすることはありません。

なお、寝不足はアルツハイマー病を発症させる危険因子の一つです。200ページでも睡眠とアルツハイマー病の関係を述べますが、睡眠の質を上げるためにも糖質制限は効果的なのです。

12

効果4 意欲と集中力アップ!
学習効果が高まる

糖質を控えるようにすると、**血糖値が乱高下することなく安定するため、意欲や集中力が高まります**。これは大人にかぎったことではなく、子どもたちにもいえることです。それを見事に実証したのが、北九州や東京で「三島塾」という学習塾を運営している三島学さんという方です。

三島さんはご自身で糖質制限食を実践して糖尿病を克服されました。そして食後の眠気もなく、風邪《かぜ》もひかずいつも元気はつらつであるのを見て、塾の子どもたちが三島さんの食生活に興味をもったそうです。それで、塾に通う子どもたちに「できるかぎり糖質を摂らない食生活をしています」と教えてあげたそうです。すると塾生たちも「お肉やお魚、卵、野菜などをたくさん摂るようにして、これまで食べていたお菓子やジュース、ご飯、パン、ラーメンなどは避ける食生活」を実践し始めたのだそうです。

その結果、まず、塾での授業中に居眠りする子がいなくなりました。そして血糖値が安定すると精神的に落ち着くので、**今まで机に座らなかったような子どもが落ち着いて机に向かうようになった**のです。集中して勉強に取り組めるようになったので、成績もぐんぐんアップしたそうです。これには親御さんも大喜びです。

アレルギーやアトピー、冷え性も改善！

それだけではありません。体調のよくなる子どもたちも急増しました。アレルギーやアトピー、冷え性などで悩んでいた子どもたちの体質が改善したのです。このことも親御さんにとってはうれしいことです。

「子どもたちに糖質制限食を」というと「育ち盛りなのに大丈夫？」と危惧する人もいることでしょう。しかし、心配することはありません。子どもたちの成長に必要な栄養素は糖質ではないからです。もし糖質が成長に必要不可欠なら、人類がなぜ糖質をほとんど摂らずに700万年の歴史を刻むことができたのか説明できなくなります。

人類が糖質を日常的に口にするようになったのは、ほんの1万年前から、でしたよね？

子どもたちの成長に必要なのはたんぱく質と脂質、ビタミン、ミネラル、食物繊維。これらをたっぷりと食べさせてあげれば大丈夫です。

13

効果5 精神的に安定する

うつ状態の改善にも効果を発揮

厚労省によると、精神疾患のなかでも患者数が最も多いとされているのがうつ病患者です。日本において年々増加し、深刻な状態となっています。もしかすると、みなさんの周りにもうつ病で苦しんでいる人がいるかもしれません。

厚生労働省では重点的に取り組むべき病気として「五大疾病」を指定しています。そこには精神疾患も含まれているほどです。ちなみに五大疾病のうち精神疾患以外では「がん・脳卒中・急性心筋梗塞・糖尿病」となっています。

うつ病は脳内にある「セロトニン」という神経伝達物質の不足が引き金になるといわれています。このセロトニンは「トリプトファン」という必須アミノ酸を原料とします。アミノ酸はたんぱく質を構成するものですから、要はたんぱく質をしっかりと摂取することが大切ということになります。

グルコーススパイクは精神状態を不安定にする

何度もくり返しますが、糖質を摂ると血糖値が急激に上がり、急激に下がります。そのグルコーススパイクは血管を傷つけるだけでなく、メンタルにも悪影響を与え、気持ちを不安定にしてしまうのです。

結果として気分の落ち込みやイライラといった状態を呼び起こすことになります。それがうつ病につながっていくことも十分に考えられるのです。

気分が落ち込むと何もやる気が起きず、ついつい人生を後ろ向きに考えてしまいがち。そうなる前に糖質をシャットアウトする食事術を身につけましょう。うつ病は認知症のリスクを上げることにもなるので、ふだんから気分が落ち込みやすいという人は、なおさら意識してほしいと思います。

なお、糖質制限がすべての精神疾患に効果があるとまではいえません。たとえば双極性障害や統合失調症などは専門医でなければ解決できないと考えてください。

14

効果6　理想体重を維持できる

太っていた人はスルスルやせる！

摂取した糖質から得られるブドウ糖は吸収されて血中に入り血糖となり、インスリンが分泌されて、まず筋肉でエネルギー源として利用されます。その後余った血糖が、インスリンにより中性脂肪に変えられて脂肪細胞に蓄えられます（58ページ参照）。

つまり糖質を摂り過ぎると、血糖が中性脂肪に変えられて、体脂肪になるので太りやすくなります。逆にいえば、糖質を摂らないようにすると体脂肪が増えることもなくなるわけです。「脂質を食べたら太るのでは？」と思う人もいるでしょうが、**食事から摂った脂質が、そのまま体内で脂肪になって蓄えられているわけではありません**。

じつはこのことはまだ知らない人のほうが多いでしょうが、これを知っていれば、たとえば、脂ののったステーキやマグロのトロは我慢しているのにいっこうにやせない……という「勘違い」をしなくて済むわけです。

糖質制限食は体脂肪を増やす元凶である糖質を控えるため、当然のことながら太りにくくなります。それだけではありません。体がブドウ糖から脂肪へと、エネルギー源を切り替えるので、今までため込んだ脂肪がどんどん消費されることになります。必然的に体はスリムになっていくわけです。

約3週間で体質が変わる！

糖質制限食を開始して数日で1～2kgの体重が減少しますが、これはまずは水分が排出されたためです。その後脂肪がしっかり燃え始めて、1～2週間で2～3キロの減量が見込めます。大切なことは、そこで満足せずに**3週間くらいは続けて「脂肪をメインエネルギーとする体」に切り替えてしまうこと**です。ここまでくれば、カロリーを気にすることなく食べても、多少のことならリバウンドしません。

そのダイエット効果はほんの1～2週間で実感できるので、早く始めるに越したことはありませんね。ちなみに、運動をしなくても体重は落ちますが、運動を取り入れると、さらに効果は高まります。肥満は「万病の元」ともいわれます。糖質制限食はその悩みをあっさりと解消してくれるというわけです。

COLUMN

サプリではなく食事から栄養を摂る

体の酸化を防ぐためには抗酸化作用をもつ栄養素を摂ることが大切です。具体的にはビタミンエース（A・C・E）、ミネラル、フィトケミカルなどですが、これらを「手っ取り早くサプリメントで摂ろう」と思う人もいることでしょう。ハッキリいって、それはおすすめできません。

一つには、栄養素のなかには単独で摂ると害になるものもあるからです。たとえばビタミンAを過剰に摂ると頭痛や吐き気を引き起こします。医師が処方するサプリはある程度信用できますが、サプリはあくまで栄養補助食品です。

栄養は食事からバランスよく摂取するのが一番。そもそもサプリを食事の代わりにするというのは味気ないですよね？　人生において食事は大きな楽しみの一つ。おいしいものを味わう喜びも脳の健康には不可欠と私は考えています。

第3章

食材選びと食べ方の最新常識

INTRODUCTION

新しい常識となる「食事術」

第2章のお話で、認知症を引き起こす最大の要因は「糖質」を摂り過ぎる食生活にあるということがおわかりになったと思います。となれば、次に必要になってくるのは**「いかに糖質を体のなかに入れないか」という実践的な方法**ですね。

糖質はご飯やパン、麺類など、いわゆる「主食」と呼ばれるものにたっぷりと含まれています。そのため糖質の脅威から逃れるためには、これまでとは大きく異なる食事術が求められます。

本章ではその「認知症を防ぐ食事術」を具体的に紹介していくことにしましょう。主食やおかず、飲み物、間食などさまざまなカテゴリーに関して「使っても良い食材」と「使ってはいけない食材」を細かくお伝えしていきます。同時に、調理の仕方についても参考になる情報を提供していきたいと考えています。

なかには、これまでの常識とは大きくかけ離れた情報も含まれているので驚くこともあるかと思います。しかし、**いずれも医学的に根拠のある情報なので安心して取り入れてください。**ここで述べられている情報こそが、これからの新しい常識なのです。

本章でお話しする食事術をふだんの食生活に取り入れることによって、認知症のリスクは大幅に下がっていきます。それだけではなく、前章でふれたさまざまなメリットも実感していただけるはずです。

また、「認知症を防ぐ食事術」を無理なくスムーズに取り入れる方法も紹介しますので、ぜひ参考にしてください。従来の常識を捨て、新しい一歩を踏み出してほしいと願っています。

01

第1箇条「主食」を排除する

ご飯やパン、麺類、イモ類を最小限に

認知症を防ぐ食事術で最も大切なのは、食事から可能なかぎり「糖質」を減らすことです。ここであらためて、糖質を多く含む食べ物についてふれると、ご飯（米）やパン、麺類（ラーメンやうどん、パスタ）など主食として用いられるものが多かったですよね？　これらをできるだけ食卓に登場させないことがポイントなのです。ほかにも、日本では主食とはいいませんが、**ジャガイモやサツマイモなどのイモ類も糖質をたくさん含みます**。

従来、日本の食事では三大栄養素（糖質、たんぱく質、脂質）からバランスよくカロリーを摂ることが重要だとされてきました。その割合は糖質が60％で、たんぱく質と脂質がそれぞれ20％ずつです。糖質が60％というのは33ページで紹介したカロリーバランス重視型の食事術と同じですね。久山町研究の結果にもあるように、従来のこの食事術では糖尿病や肥満や認知症になるリスクが高まります。

この本で提案する食事術ではこの主食をバッサリと切り捨てます。玄米や全粒粉のパンなど未精製の穀物は一般にヘルシーなイメージがありますが、糖質含有量は、白米とほとんど変わりません。したがって、**精製されたものも未精製なものも、米やパンは可能なかぎり排除します。十割そばも同様です。**

確かに玄米や全粒粉のパンは白米や白パンに比べると、血糖値の上昇は少しゆるやかになります。しかし、結局は血糖値がしっかり上昇しますので、AGEs《エージーイーズ》（終末糖化産物）の蓄積という観点からは、あまり差はありません。ですから、糖化予防という観点から、主食をバッサリ切り捨てることが重要になってきます。

主食を排除した代わりとして増やすのが、たんぱく質や脂質の摂取量。わかりやすくいえば、認知症を防ぐ食事術とは「おかずだけの食事」にすることが理想的ということになるのです。

まずは1日1回主食を抜く

主食をなくすことに抵抗を覚える人も少なくないでしょう。しかし、毎回の食事で60％を占めていた「認知症への導火線」がなくなるわけですから、それだけで安心感も大きいはずです。

　もちろん心理的抵抗の大きいまま始めても長続きは難しいので、最初は1日のうち1回夜の食事だけを糖質抜きにしてみてください。**それだけでも体内の余計な水分が抜けてむくみが消える、体重が減る**などメリットを感じることができます。そういう効果を励みとして続けてほしいと思います。夜に糖質を食べて血糖値が上昇すると、筋肉は動かさないし脳は寝るので、血糖値は余りやすく中性脂肪やAGEs《エージーイーズ》に変わりやすいのです。

　朝と昼に主食を口にするときは、つらくない範囲で、できるだけ少量に抑えてくださいね。これらは主食抜きの食事に慣れるまでの「応急処置」ととらえてほしいと思います。

　主食はバッサリ切り捨てるものの、肉や魚はどれだけ食べても大丈夫なので、その点で満足感も満腹感も味わいやすいといえるでしょう。これまで「太るから……」と控えていたおかずもいっさい気兼ねすることなくモリモリと食べることができます。カロリーのことを気にしなくていいのもこの食事術の利点です。

　なお、糖質と炭水化物を混同する人も多いようなので、再度、解説を加えておくことにしましょう。炭水化物とは糖質と食物繊維の総称です。食物繊維は糖質と違って体に必要なもの。もし食品の栄養表示に炭水化物と食物繊維の量だけが記されていて糖質の表示がなかった場合は、「炭水化物－食物繊維」で糖質の量が計算できます。このあたりのことは少しややこしいので「炭水化物は糖質」と割り切って、できるだけ避けるようにしたほうがいいでしょう。

豆腐を白米に見立ててみる

「今さら米を抜くなんてできない」という人に試してほしいのが見立てワザです。この場合、豆腐をご飯に見立ててみてください。つまり、ご飯の代わりに食卓に豆腐をのせてみるのです。不思議なことに、**ご飯と同じ「白いもの」が食卓にあるだけで安心した気持ちになります**。

「ご飯がないとダメ」というのはじつは思い込みで、それは糖質を摂ることによるさまざまなデメリットからも明らかです（さらにいえば、人類700万年の食事スタイルから考えても）。また「ご飯を食べないと力が出ない」というのもウソ。肉を食べたほうがよほど力は出ます。

豆腐は味わいが淡泊なので、ほかのおかずといっしょに食べても違和感を覚えることがありません。また、たんぱく質と脂質が豊富なうえにカルシウムやビタミンEもたっぷり。栄養的な観点からしても大変にすぐれた食品であり、毎日でも食卓に登場させたい一品です。

豆腐をそのまま食べるのは味気ないという人は、冷や奴や湯豆腐にしてもOK。ほんの少しの手間を加えるだけで主食の代わりを十分に果たしてくれます。価格がそれほど高くない点も評価したいところです。

豆腐はチャーハンや丼にも

豆腐は、さらに手間をかけるとチャーハンとして楽しむことができます。まず、木綿豆腐をしっかりと水切りし、細かく砕きます。それをひき肉や野菜とともに炒《いた》めれば完成です。味つけは薄口しょう油で十分でしょう。

チャーハンでは物足りないという人は、丼にしてしまいましょう。同じように水切りした木綿豆腐を細かく砕き、丼の器に入れ、具材をのせるだけでOKです。トンカツをのせればカツ丼に、天ぷらをのせれば天丼に、刺身をのせれば海鮮丼になります。すき焼きの時は、その残りをのせれば牛丼になりますね。

ただ、注意点も一つ。カツ丼や天丼の場合、**衣には糖質を含むパン粉や小麦粉が用**

いられているので、これをクリアしなければなりません。代用品として私がおすすめしているのは、おからパウダーや大豆粉。これらを衣に使えば安心して口にすることができます。

大豆パスタや糖質ゼロ麺も

大豆粉の話が出ましたが、**認知症を防ぐ食事術を続けるうえでこの大豆粉は重宝《ちょうほう》します**。小麦粉の代わりとして使えることが多く、大豆粉でつくった「大豆パスタ」も発売されています。

大豆粉は生の大豆を粉砕し、乾燥させてつくります。同じように大豆からつくるものにきな粉がありますが、こちらは炒《い》った大豆を用いるので糖質の量がやや多くなっています。なるべく控えたほうがいいでしょう。

麺が好きだという人は大豆パスタのほかにも「糖質ゼロ麺」という商品が出ているので、あわせて活用してみてください。原料はおからパウダーとこんにゃく粉なので糖質ゼロというだけではなく、カロリーも低めです（もっともこの本の食事術ではカロリー制限をする必要はないのですが）。ラーメンやうどん、パスタなど麺類の代わりとして味わうには十分な満足度があるといえます。

また、これも見立てワザになりますが、ハクサイやモヤシも麺類の代用品になってくれます。ハクサイなら細切りにして、もともと細いモヤシはそのままで。ハクサイとモヤシは糖質が少ない一方、ビタミン類やミネラル、食物繊維が豊富。モヤシにはさらにたんぱく質もたくさん含まれています。モヤシもまた安価で手に入るので使い勝手のいい食材です。最近はカリフラワーをお米のように小さくカットしたカリフラワーライス（冷凍）も販売されていて、なかなか重宝です。

小麦ふすまの低糖質パン

パンを主食にするという人も多いことでしょう。その手軽さから、朝はご飯食よりもむしろパン食という家庭も少なくないようです。

一般的に目にするパンは精製後の真っ白の小麦粉を使っているため、認知症を防ぐ食事術の観点からすれば危険度大。とくに**甘いものがたっぷりと詰まっている菓子パンの類いはもってのほか**といっていいほどです。

どうしてもパンを食べたいという時は、「小麦ふすま」を使った低糖質のパンが市販されているので、それらを選ぶようにしましょう。糖質制限が一般的な認知度を高めるに従って、食パンやロールパン、クロワッサンなどいろいろと種類も増えてきて

● 主食に使えるおすすめ食材

豆腐 （冷や奴、湯豆腐など）	おからパウダー （揚げ物の衣に）
大豆粉 （大豆パスタなど）	糖質ゼロ麺
ハクサイ	モヤシ
カリフラワーライス	小麦ふすま （低糖質パン）

います。また、惣菜《そうざい》パンや菓子パンでも低糖質をうたっているものが多くなりました。パン店でぜひ探してみてください。

小麦ふすまというのは、小麦の皮のことで、通常は精製の段階で取り除かれます（だから小麦粉が真っ白になるわけです）。苦みが出たり食感がパサパサしたりするのが原因ですが、今はかなり改善されています。

小麦ふすまには食物繊維や鉄分、カルシウムなど重要な栄養素がたくさん含まれているので、その点でもメリットがあります。ただ、低糖質のパンだからといって甘いジャムをつけたりすれば意味がなくなるので、くれぐれもご注意を。

02

第2箇条　おかずをたくさん食べよう

たんぱく質を増やしてボリューミーに!

標準的な日本の食卓では、エネルギーのおよそ60%を糖質から摂っています。認知症を防ぐ食事術ではこれがごっそりとなくなるわけですから、喪失感(?)を味わうという人もいるかもしれません。

しかしその喪失感も最初だけ。人間は順応性が高いので、しばらく続けるうちに主食がない食事にも慣れてきます。また、この食事術が習慣になると、ご飯やパンや麺を食べたいという気持ちも薄れていきます。根気よく続けてみてください。

さて、日本の食事の基本は主食と一汁三菜です。一汁とは汁物のことで、三菜とはメインのおかず1品とサブのおかず2品のことを指します。

認知症を防ぐ食事術ではご飯(主食)がなくなるぶん、たんぱく質や脂質を増やしてエネルギー量を確保する必要が出てきます。その方法ですが、二つのパターンが考えられます。

一つは、メインのおかずのボリュームを増やすこと。たとえば、いつもはお肉を100グラム食べていたとしたら、それを120グラムとか150グラムに増やしていくといったシンプルな方法です。

ほかには別の食材を加えてボリュームアップするというやり方もあります。後述しますが、卵を加えたり、魚の缶詰をのせたり、乳製品などを使ったりとさまざまな工夫が考えられます。

もう一つの方法は、品数を増やすことです。**それまでおかずを3品としていたら、さらに1品か2品増やしてみるというやり方ですね**。一汁三菜を一汁四菜や一汁五菜にしていくわけです。

品数が増えると食卓もにぎやかになって視覚的な満足度も高まります。加えて、いろいろな味も楽しめるので、まさに一石二鳥。料理のレパートリーも増えそうです。「糖質を制限するようにしたおかげで料理の腕があがった」となれば、さらにいいですね。料理は頭を使うので認知症予防にもつながるといっていいでしょう。

工夫次第で食費も節約できる

ただし、認知症を防ぐ食事術は、従来の食事に比べて食費がかさんでしまうスタイルといえます。何しろ糖質は安く購入できるので、それをたんぱく質や脂質でカバーするとなると、どうしても食費は増えざるをえないのです。

少し話がそれますが「貧困層ほど太ってしまいがち」という世界の先進国に共通する事実があります。理由は今いったように、糖質を含んだ食品は安く手に入るからです。アメリカには「南部糖尿病ベルト地帯」といって、とくに糖尿病や肥満者が多いエリアがあるのですが、この一帯は黒人の人口比率が高く貧困層が集中しています。

この本での食事術で食費はかさみがちですが、そうはいっても工夫次第でやりくりはいくらでもできます。たとえば、**牛肉を豚肉にしてボリュームアップを図る、卵やモヤシのように安価で糖質制限ＯＫな食材を活用する**など食費節約術はいくらでもあります。ここはぜひともがんばっていただきたいと思います。

認知症の脅威と食費をはかりにかけた場合、どちらを選ぶべきかはいうまでもないこと。その意味でも、いろいろと工夫をし、そしてその工夫を楽しみながら認知症を防ぐ食事術を続けてほしいと思います。

たんぱく質や脂質を多めに

メインのおかずとして使われるのは、多くの場合、肉や魚などの動物性たんぱく質でしょう。認知症を防ぐ食事術において肉や魚はどれだけ食べても大丈夫です。すでにふれたように体内で中性脂肪になるのは糖質がメインなので、**肉や魚をどれだけ食べても肥満の心配はいりません**。肥満は老化を早めてしまうので、そのリスクが減るのは大きなメリットです。

太らないということもそうですが、たんぱく質は「体そのもの」をつくる栄養素なので、しっかり・たっぷり摂らなければなりません。筋肉はもちろん、皮膚や血管、骨、さらには免疫《めんえき》に関わる抗体、代謝に欠かせない酵素もたんぱく質からつくられます。たんぱく質が足りないと体全体にガタがきてしまうのです。それだけ老化が加速し、認知症のリスクも高まると考えてください。

また、脂肪も同じように意識して摂るようにしましょう。従来の常識では脂肪は肥満の原因となる憎まれ役として考えられてきましたが、それは先にも述べたように間違いです。脂質は細胞を包む細胞膜の原料となり、全身に37兆個もある細胞をしっかりと守ってくれています。ほかにも副腎から分泌されるステロイドホルモンなどの原料としても使われます。ステロイドホルモンは抗炎症作用をはじめとして、体にとって重要なホルモンです。

かつては肉の脂に含まれる「飽和脂肪酸」が心臓や脳、血管などの病気につながるといわれていましたが、現在ではそれが間違いだったという調査結果も出ています。アメリカの『アメリカン・ジャーナル・オブ・クリニカル・ニュートリション』という栄養雑誌に発表されたものですが、**飽和脂肪酸と脳心血管疾患とは関連がない**ことがわかったのです。その意味でも安心して食べてください。

たんぱく質や脂質を多く含むのは肉や魚です。メインのおかずとしておおいに登場してもらうようにしましょう。

卵を食べてもコレステロール値には影響なし

さて、そのメインのおかずをボリュームアップするためのコツについてもふれていきたいと思います。まず、おおいに活用したいのが「卵」です。

卵はさまざまな料理に使えるだけではなく「物価の優等生」といわれるほど価格が安定しており、しかもけっして高価ではありません。さらに「完全栄養食」という輝かしい称号もあり、たんぱく質、ビタミン、鉄分、カルシウムなどが豊富。認知症を防ぐ食事術においてはじつに頼もしい食材なのです。糖質も含まれてはいますが、1個につき0・2グラムなので無視をしていいレベルです。

この卵、たとえばハンバーグに目玉焼きとしてのせたり、ゆで卵やスクランブルエッグにして添えたりと簡単な手間でボリュームアップが図れます。ほかにも豚汁に溶かして入れたり、あるいはおでんの具材としても重宝しますよね。また、単品のメニューとしておかずの品数を増やしたい時にも活躍してくれます。

あと、ゆで卵はおやつにもなってくれます。多めにつくっておけば、小腹が空いた時にかなり重宝します。

ところで「卵はコレステロールをたくさん含むから食べるのに抵抗がある」という人はいませんか？　**食事から摂ったコレステロールは血液中のコレステロール値に影響は与えません**し、そもそもコレステロールは体に必要な栄養素。脳の成分としても欠かせない存在で、大人の場合、体内のコレステロールのおよそ4分の1が脳に集中しているほどなのです。

ということで、卵に対する抵抗感は先入観に基づく誤解。好きなだけ食べてもらってけっこうです。

魚の缶詰は常備したい

魚の缶詰もまた使い勝手のいい食材です。何よりうれしいのは調理の手間がいらないこと。蓋を開けたら、そのまま使えるので、忙しい時はとくに重宝します。

さらにうれしいのは、種類がとにかく豊富なこと。マグロやサバ、サンマ、イワシ、カツオ、サケなどおなじみの魚はほとんどが缶詰になっています。

加工のバリエーションも多種多様。店頭には水煮やみそ煮、油漬け、照り焼き、蒲《かば》焼き、トマト煮などじつにたくさんの缶詰が並んでいます。とはいえ、蒲焼きや照り焼きなどは甘いタレを使っているので避けて、糖質の極めて少ない水煮や油漬けのようなシンプルなものをチョイスするようにしましょう。みそ煮は糖質の少ないものを選びましょう。

魚（とくに青魚）に含まれる**ＥＰＡ（エイコサペンタエン酸）やＤＨＡ（ドコサヘキサエン酸）という油が脳の働きにいい**といわれていることをご存じの人も多いでしょう。缶詰に加工されてもＥＰＡやＤＨＡは失われないので積極的に摂りたいものです。

魚の缶詰はメインのおかずにプラスしてもいいですし、品数アップにも使えます。

●おかずに使えるおすすめ食材

肉	魚 （とくに青魚）
魚の缶詰 （水煮、油漬けなど）	卵 （目玉焼き、ゆで卵、 スクランブルエッグなど）

いろいろと工夫をしてみてください。また、常備することもお忘れなく。

おかずだけの食事に慣れるにしたがって糖質への欲求も弱まりますが、なかには糖質を摂らないとイライラする状態が続く人もいるかもしれません。そういう場合「炭水化物依存症」になっていることも考えられます。これはアルコール依存症やニコチン依存症と同じようなものだと考えてください。

依存症から抜け出すには、焦らずじっくり取り組むことです。先述しましたが、1日の食事のうち1食だけを糖質抜きにするなど、体をゆっくり慣らしていってください。

03

第3箇条 抗酸化作用にもおおいに期待
野菜やキノコ類、海藻類をしっかり摂る

サブのおかずとして積極的に使ってほしいのが野菜やキノコ類、海藻類です。これらは糖質が少なく、しかも食物繊維がたっぷり。炭水化物は糖質と食物繊維の総称といいましたが、炭水化物を食事から減らすと食物繊維も不足しがちになるので、野菜、キノコ類、海藻類から意識して摂るようにしてほしいものです。

それぞれの食材について見ていくことにします。まずは野菜からいきましょう。

イモ類はNG、葉物野菜はOK！

野菜が体にいいということは誰もが認識していることと思います。ビタミンやミネラル、食物繊維、フィトケミカルなど健康維持に効果的な栄養素がたくさん含まれています。とはいえ、すべての野菜が体にいいわけではありません。認知症を防ぐ食事

術という観点からすれば避けたほうがいい野菜もあるのです。

NGの野菜からいうと、すでにふれた**イモ類全般は摂らないようにしましょう**。ジャガイモやサツマイモ、サトイモは糖質が多いので食卓からは遠ざけるのが賢明です。したがってポテトサラダや肉じゃが、サトイモの煮っころがしなどはサブのおかずとしては使わないようにします。また、イモのでんぷんを原料にした片栗粉や春雨なども控えます。ほかに注意すべき野菜はカボチャ、レンコン、ニンジン、ソラマメなど。ほっこりとして甘みのあるユリ根も糖質が多めです。

食べていい野菜とそうではない野菜を覚えるのが面倒だという人は（できれば覚えてくださいね）、とりあえず「**葉物野菜ならOK**」とだけ覚えるようにしましょう。キャベツ、ハクサイ、レタス、ホウレンソウ、コマツナ、シュンギク、モロヘイヤなど、葉の部分を食べるのが葉物野菜ですね。これらはどれだけ食べても大丈夫。葉物野菜のほかにはゴーヤやブロッコリー、ナス、カリフラワー、モヤシなどおなじみの野菜も安心して食べることができます。

野菜は炒《いた》め物やスープなどに使うこともありますが、基本的にサラダとして食べる場合が多いと思います。その際に注意したいのが市販のドレッシングです。なかには砂糖を使っているものもあるので、しっかり確かめるようにしましょう。最近は糖質を減らしたドレッシングも数多く出ています。こちらは活用したいものです。

海藻で注意すべきはコンブ

キノコ類はビタミン、ミネラル、食物繊維が豊富で、もちろん糖質も少なめ。シイタケやナメタケ、エノキ、マイタケ、シメジ、エリンギなど1年を通して手に入れることができます。マツタケはさすがに別格ですが、それ以外のキノコ類は価格的にも求めやすいといっていいでしょう。

料理としてはソテーやホイル焼き、鍋、みそ汁の具などさまざまに応用がききます。レパートリーもぜひ増やすようにしてほしいものです。

海藻類もまたビタミン、ミネラル、食物繊維をたっぷりと含んでいて糖質が少ないので認知症を防ぐ食事術には欠かすことのできない食材です。ワカメやコンブ、モズク、ヒジキなどがおなじみですが、このなかで認知症を防ぐ食事術的にＮＧのものがあります。それはコンブです。

じつはこのコンブ、ほかの海藻に比べて糖質が多いのです。乾燥したコンブは１０

0グラムにつき約30グラムが糖質。避けたほうが無難です。ただし、**コンブでだしを取るのは問題ありません**。だしを取ったあとのコンブは口にしないようにしましょう。同じ理由で松前漬けや昆布《こぶ》巻きはあまり食べないほうがいいといえます。

海藻類がとくにうれしいのは水溶性食物繊維を多く含んでいることです。食物繊維には水溶性と不溶性があり、便のかさをましてお通じをよくしてくれるのは主として後者。水溶性も腸内細菌のエサになるので腸内環境が改善され、腸の動きがより活発になるという効果が期待できます。

便秘の人はトイレの際に力んでしまうことが少なくありません。力むことによって脳卒中や心筋梗塞《こうそく》のリスクも高まるので、海藻類をたっぷり摂って便秘の改善につなげましょう。

これは余談ですが、科学雑誌の『ネイチャー』誌に「日本人には海藻を消化できる腸内細菌がある」という研究が報告されたことがあります。通常、人は海藻を消化できないのですが、日本人にはそれができるとのこと。昔から海藻を食べる習慣があったからだと考えられています。

スープやみそ汁、鍋を活用

野菜やキノコ類、海藻類は「一汁」として使えるものがほとんど。スープやみそ汁を具だくさんにしてモリモリ摂るようにしましょう。

また、鍋の材料としても使い勝手がいいですよね。肉や魚もいっしょに使えるのでメインのおかずとしても活用できます。

鍋は寄せ鍋や水炊き、ちゃんこなどがありますが、**砂糖やミリンなどで味つけをするのはやめましょう**。なお、現在は市販の鍋つゆもたくさん出ています。お手軽でいいのですが、砂糖を使っているものもあるので、選ぶ時はくれぐれも慎重に糖質の少ないものを。

鍋を食べる際に気をつけたいのが、シメの一品。ご飯を入れて雑炊にするのはもちろん、うどんやラーメンを入れたりするのもNGです。糖質を大量に摂ることになるので見送ることにしましょう。

ここで一つ注意したいのがカレールーを使ったカレースープをつくること。お肉もたくさん入れられるうえに野菜もたっぷり使える……と思う人もいるでしょうが、市販のカレールーには小麦粉が3割入っているので使わないに越したことはありません。

カレーに使う具材もジャガイモやニンジンがポピュラーですが、これらもNGでしたよね？　つくるなら小麦粉の入っていないカレー粉を活用しましょう。カレーにかぎらずシチューも同じことと。シチューは牛乳より生クリームを使うようにしてください。このことは１１７ページで詳しく説明します。

抗酸化作用もうれしい

野菜、キノコ類、海藻類に共通するのは抗酸化作用をもつ栄養素が豊富なことです。ビタミン、ミネラル、フィトケミカルなどがたっぷり含まれていて、老化の促進を防いでくれます。

ここで「酸化」という言葉を思い出してください。酸化とは体内に取り込んだ酸素のごく一部が活性酸素となって体のあちこちに「サビ」をつくるという現象でした。人間の体には、その酸化を防ぐ力があるのですが、加齢とともに衰えていきます。野菜、キノコ類、海藻類には酸化を食い止める栄養素が多いので、積極的に食べるようにしてほしいと思います。それぞれの栄養素であるビタミン、ミネラル、フィトケミカルについて簡単に解説を加えておくことにしましょう。

ビタミンは栄養素がうまく働くために使われます。健康の維持に欠かせないものであり、体の成長にもおおいに役立ってくれています。

ビタミンはそのほとんどを体内でつくることができません。したがって意識的に食べ物から摂るようにしないとすぐに不足してしまいます。数あるビタミンのなかでも、**とくに抗酸化作用が大きく、酸化ストレスを弱めるのに欠かせないものとして「ビタミンエース（A・C・E）」がありましたね？**

ビタミンAとビタミンC、そしてビタミンEを含む食材は食卓の定番扱いにしてください。ビタミンCを多く含むのが野菜です。先ほどふれた葉物野菜を中心に食べるようにしましょう。ビタミンAは卵やチーズ、レバーなどに多く含まれるのでメインのおかずから摂るようにしたいものです。ビタミンEは大豆やナッツ類、エゴマ油に多く含まれます。

なお、ビタミンには水に溶けやすい「水溶性」と油に溶けやすい「脂溶性」があり、脂溶性は体内に蓄積しやすいという性質をもちます。通常の食事では体に害をなすほどの量が蓄積されることはまれですが、サプリメントによる過剰摂取には注意してください。

次にミネラルですが、これもビタミンと同じく健康維持と体の成長に不可欠な存在。

同時に体を構成する成分としての役割も担っています。

ミネラルにはナトリウムやカリウム、カルシウム、マグネシウムなどさまざまな種類がありますが、とくに**亜鉛、銅、マンガンは抗酸化酵素の材料となります**。これらは野菜というよりもむしろ牛肉やレバー、牡蠣《かき》（貝）などに多く含まれています。

フィトケミカルは抗酸化作用の高い成分。赤ワインに含まれるポリフェノールがよく知られていますが、ほかにも野菜でいえばリコピン（トマト）、スルフォラファン（ブロッコリー）、ルテイン（ホウレンソウ）、システインスルホキシド（タマネギ・ニラ）といったものがあります。

アボカドは食べていい果物

果物についても簡単にふれておきましょう。昔と違って現代の果物は糖度が高すぎてもはや「毒」と考えたほうがいいという話をしました。

その果物のなかでも唯一の例外がアボカドです。じつはアボカドに含まれる糖質の量は2分の1個で0・7グラムとごくごくわずか。ほとんど気にする必要がないほどに微量なのです。食べたことのある人はおわかりでしょうが、まったく甘くなく、果物という感じはしませんよね？　むしろ料理の食材にふさわしい食感であり淡泊な味

● サブのおかずに使えるおすすめ食材

葉物野菜 （キャベツ、ハクサイ、レタスなど）	ほかの野菜 （ゴーヤ、ブロッコリー、カリフラワーなど）
キノコ類 （シイタケ、ナメタケ、エノキなど）	海藻類 （ワカメ、モズク、ヒジキなど）
ビタミンA （卵、チーズ、レバーなど）	ビタミンE （大豆、ナッツ類、エゴマ油など）
ミネラル （牛肉、レバー、牡蠣《かき》など）	アボカド

です。アボカドはそのままましょう油をつけて食べてもいけますし、豆腐やツナ、野菜などほかの食材とも合わせやすいのが特徴。たとえば、細かく刻んだアボカドに同じく細かく切ったトマトを加え、ツナ缶であえるだけでおいしいサラダができます。いろいろと試してみてください。

なお、果物に関して「どうしても食べたい」という人のために1回に摂る目安をお伝えしておきます。リンゴなら4分の1個、ミカンやキウイフルーツは2分の1個、イチゴは5粒がそれぞれの目安です。摂るとしても1日2回までとしてくださいね。

04
第4箇条　スポーツ飲料も避けたい

まずはジュース類をやめましょう

まずはみなさんにこんな質問をしてみましょう。もし訪問先で角砂糖をたっぷりと入れた砂糖水を出されたら、みなさんははたして口にできるでしょうか？　おそらく大半の人が「なんて非常識な……」と顔をしかめると思います。

ところが一般的なペットボトルのソフトドリンク（炭酸飲料や清涼飲料水など）にはそれくらいの量の砂糖が入れられています。**500ミリリットルのペットボトルだと約50グラムが果糖や砂糖です**。ふだん目にするコーラやジュース類は着色されたり炭酸が加えられたりした砂糖水と考えたほうがいいでしょう。

こうした飲み物に溶け込んだ糖質は体への吸収もアッという間です。つまり血糖値がガッと急上昇します。グルコーススパイクが発生し、そのぶんインスリンも大量に分泌されるということですね。

健康的なイメージをアピールしているスポーツ飲料も糖質をたっぷりと含んでいます。これも避けるようにしてください。運動をしたあとや夏の暑い日に汗をかいてしまった時などはスポーツ飲料で水分を補給したくなりますが、普通の水でも水分補給はできます。大量に汗をかいた時は、1リットルの水に塩を1グラム入れて飲めばよいでしょう。スポーツ飲料は汗を流すことで失われた電解質や糖質を即座に体内に補充するようにできているので、血糖も上昇し、インスリンもたくさん分泌されることになります。残念ながらイメージと現実は大きくかけ離れているのです。

野菜ジュース、牛乳も避けたい

スポーツ飲料以上にイメージが左右されやすいのが野菜ジュースや果物ジュースでしょう。とくに「100%」をうたっているタイプは「健康のために」と手を伸ばす人も多いのではないでしょうか。これらはすべてNGです。

果物ジュースは、ブドウ糖の何十倍も糖化しやすい果糖がたっぷりと含まれているので、100%ジュースが危険なことはいうまでもありません。野菜ジュースにしても、果汁とミックスされていたり、糖質の多い野菜が使われたりしているので、わざわざ選ぶ必要はどこにもありません。

牛乳も同じように健康イメージの高い飲み物ですが、意外にも避けたいものの一つです。じつは**牛乳には「乳糖」という糖質が含まれているのです**。「牛乳を飲むとお腹をこわす」という人がいますが、これは乳糖を分解する酵素「ラクターゼ」が欧米人に比べて日本人には少ないためです。牛乳を控えれば、お腹のゴロゴロもなくなりますね。

もし飲むとするなら濃厚タイプや低脂肪牛乳といったものではなく、普通の牛乳（成分無調整牛乳）を少量にしてください。比較的、糖質は少なめ（100グラム中に4・8グラム）です。

また、豆乳にも少し糖質が含まれていますが、「無調整豆乳」なら、糖質量は牛乳の約6割くらいで、100グラム中に2・9グラムです。

お茶類、コーヒーはOK

さて、飲んではいけないものばかり紹介してきたので、そろそろ「いったい何を飲めばいいんでしょうか……」と途方に暮れ始めた人もいることでしょうね。ではここで、安心して口にできる飲み物を紹介していきましょう。

まず、ミネラルウォーターは大丈夫です。次に緑茶や番茶、麦茶、ほうじ茶などの日本茶も安心して飲んでください。また、ウーロン茶や杜仲《とちゅう》茶、ルイボスティーも問題ありません。

ほかにも**コーヒーや紅茶も今回の食事術的にはOK**です。ただし、これは蛇足《だそく》になるかもしれませんが、砂糖を入れるのはもちろんご法度《はっと》ですよ。

人工甘味料を使おう

どうしても甘いものが飲みたいという人は「人工甘味料」を使うようにしましょう。「エリスリトール」や「アスパルテーム」「アセスルファムK」「スクラロース」「サッカリン」「ネオテーム」「アドバンテーム」などがありますが、これらは血糖値を上げることがありません。

人工甘味料というと、抵抗を覚える人も少なくないことでしょう。しかし、それもイメージの問題でしかありません。

たとえば天然のはちみつや黒砂糖は体にいいというイメージがあります。しかし、**はちみつにしても黒砂糖にしても口に入れると血糖値が上昇します**。どちらも認知症のリスクを高める可能性をもっているのです。

今挙げた人工甘味料のうちエリスリトール以外は自然界には存在しない「合成甘味料」です。これらに関しては厚生労働省が1日の許容摂取量を決めているので、それを守ってさえいれば大丈夫です。500ミリリットルのペットボトル換算では3本まではまったくOKというくらい、非常に大きな安全率をかけて設定しているので、問題ありません。砂糖やブドウ糖や果糖がたっぷり入ったペットボトルを3本飲むと大変なことになりますが、これなら大丈夫です。

また、エリスリトールは糖アルコールの一種で、自然界にも存在しています。どうしても人工甘味料に抵抗のある人はこちらを使ってください。砂糖の代用品として安心して使える「ラカントS」という商品があるのですが（私も愛用しています）、それもこのエリスリトールが主成分となっています。

「糖類」は「糖質」のなかの一種

最後に、飲み物などに表示されている「糖質ゼロ」と「糖類ゼロ」の違いについてもふれておきましょう。「どっちもゼロをうたっているけど、これは同じ意味なのだ

おすすめ飲み物

ごく薄い塩水（水1リットルに塩1グラム）	ミネラルウォーター
日本茶（緑茶、番茶、麦茶、ほうじ茶など）	ウーロン茶
杜仲茶《とちゅうちゃ》	ルイボスティー
コーヒー	紅茶

ろうか、それともどちらかを選んだほうがいいのだろうか？」と悩む人も多いようですね。

まず、糖類は糖質というカテゴリーに含まれます。糖質にはいろんな種類があり、そのなかに糖類があるわけです。具体的には糖類とは、ブドウ糖や砂糖など単糖類と二糖類のことをいいます。

したがって**糖類がゼロであっても、糖質がゼロとはかぎりません**。いっぽう、糖質ゼロは文字通り、糖質がゼロです。

となれば、どちらを選択すればいいかは一目瞭然ですね。**糖質ゼロの表示のある飲み物が安全です**。

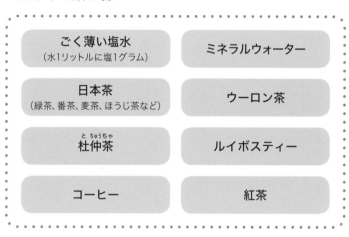

05

第5箇条「脂肪悪玉説」は古い

体に欠かせない良質な油はたっぷり摂る

「食べると脂肪になるのは主として糖質。脂質は食べても大丈夫」ということは、本書で何度もくり返していることです。その理由は、いまだにはびこる「脂肪悪玉説」を一掃したいため。罪悪感をもたずに脂質を摂ってほしいと思っているのです。

脂肪悪玉説とは「脂質を摂ると肥満になりやすく、血管が詰まりやすい」「動物性の脂は体に悪い」といった考えです。まだこの考えを根強くもっている人は少なくないでしょう。

しかし、それは間違い。脂質は体には欠かせない栄養素です。

そもそも脂質は細胞膜やホルモンの原料になるほか、エネルギー源としても大きな役割をもっています。糖質に比べて2倍以上のエネルギーを蓄えることができるということからも、それがおわかりでしょう。エネルギーとして脂質を優先的に使うようになると太りにくい体にもなります。脂質は積極的に摂るようにしてください。

さて、脂質は「油脂」からできていて、その性質は「脂肪酸」によって決定されます。脂肪酸としては、たとえば「α《アルファ》-リノレン酸」「オレイン酸」「リノール酸」「ドコサヘキサエン酸（DHA）」「エイコサペンタエン酸（EPA）」「トランス脂肪酸」などがあります。いずれも聞き覚えがあるはずです。

リノール酸とトランス脂肪酸はNG

こうした油のなかには、摂っていいものと避けたほうがいいものがあります。まずNGなものからいうと、リノール酸とトランス脂肪酸。これらはアレルギー性疾患を引き起こしやすくなります。

リノール酸は必須脂肪酸として扱われていますが、摂り過ぎてしまうと逆に弊害をもたらします。**リノール酸を多く含むのはサラダ油や大豆油、コーン油など**。これらを摂り過ぎると、アレルギー性疾患のほかに炎症や脳梗塞《こうそく》を引き起こしやすくなるといわれています。当然、認知症リスクも高くなるので避けてください。

トランス脂肪酸ですが、とくに人工的につくられたものはダメです。植物性の**マーガリンには人工のトランス脂肪酸が多く含まれている**ので注意しましょう。

「オメガ3系」「オメガ9系」を選ぶ

こんどは積極的に摂ってほしい油についてお話ししていきます。まずは、すでにふれたEPAとDHAです。これらは魚油の一種で、おもに青魚と呼ばれるイワシ、サバ、サンマに多く含まれています。また、マグロにもEPAとDHAがたっぷり。トロはおおいに食べてもらってけっこうです。

EPAとDHAを日常的に摂っていると、血のかたまりができにくくなります。つまり、血液がサラサラになるということですね。これは老化を防ぐ大切な要素。心臓や血管、脳にいいとされる油なので積極的に食卓に取り入れてください。

次に、α-リノレン酸。これは体内でつくることのできない必須脂肪酸です。α-リノレン酸は体内で代謝されてEPAやDHAになります。積極的に摂りたい油といえますね。α-リノレン酸はエゴマ油（シソ油）やアマニ油に多く含まれています。

オレイン酸は体内でもつくり出すことができ、酸化しにくい特質をもっています。オレイン酸を多く含むのはオリーブオイル。少々値段が張りますが、未精製のエキストラヴァージンオイルを選ぶようにしたいものです。

脂肪酸は「オメガ○系」といった分け方もされます。原子の組み合わせの違いからくる呼び名ですが、α《アルファ》-リノレン酸やEPA、DHAなど積極的に摂りたい油は「オメガ3系」。また、同じくオレイン酸は「オメガ9系」です。**油を購入する時には「オメガ3系」「オメガ9系」と表示されているものを選ぶようにしてください**。

マヨネーズとバターはOK

脂質を主成分とする調味料にマヨネーズとバターがあります。これらは「カロリーが高い」ということから敬遠している人も多いのではないでしょうか？　しかし**マヨネーズに含まれる糖質はごく少量で、バターはさらにほんの少量**。安心して口にしてください。糖質の入ったドレッシングをサラダにかけるくらいなら、マヨネーズを使ったほうがよほど健康的です。

ただし、今は砂糖を混ぜたマヨネーズも店頭に並んでいるので要注意。「低脂肪」をうたっているものは、味をととのえるために砂糖を使っているためNGです。

● 油に関わるおすすめ食材

イワシ	サバ	サンマ
マグロ	エゴマ油（シソ油）	アマニ油
オリーブオイル	マヨネーズ	バター
プレーンヨーグルト	生クリーム	

牛乳は乳製品で代用

牛乳（成分無調整）は100グラム中に4・8グラムの糖質を含んでいますが、料理に少量使うのはOKです。また牛乳の代わりに、プレーンヨーグルトや生クリームなどの乳製品を使用するのもありです。これらにも糖質は少し含まれるのですが、牛乳を使うよりはマシ。少量で済むので、糖質を摂り過ぎることにはなりません。

プレーンヨーグルトは塩、こしょう、レモン汁などを好みで入れてヨーグルトソースにすると重宝します。ハンバーグやチキングリル、魚のムニエル、ポークソテーなどいろんな料理に使えますよ。

06

第6箇条　ナッツやチーズもOK

食材を選んで間食を楽しみましょう

「間食」を英語にすると「スナック」です。スナック菓子を連想するので、認知症を防ぐ食事術で間食はＮＧと思うかもしれませんね。でも安心してください。**間食は自由に摂ってもらって大丈夫**です。

とはいっても、もちろんスナック菓子はダメですよ。スナック菓子の代表選手はポテトチップスでしょうが、これは糖質たっぷりのジャガイモを使っているので遠ざけるべき存在。ほかのスナック菓子も似たり寄ったりです。

また、ケーキやチョコレート、プリン、おまんじゅう、羊かんなど和洋を問わず砂糖をたっぷり使ったスイーツ系の間食も控えるようにしましょう。太るだけではなく、認知症のリスクを高めることになります。

そこまでの危険をおかして口にするものではないですよね……というのは簡単です

が、甘いものが好きな人にとっては大きなストレスになることでしょう。ストレスを感じると人は免疫《めんえき》力が下がってしまうので、ここは何とかしたいもの。大丈夫、この項の最後に、甘いものが食べられる裏ワザ（？）もお伝えしています。

ナッツとチーズは便利

さて、間食として摂ってもいいのはナッツ類とチーズ。これらは常備しておくと何かと便利です。

ナッツ類とはアーモンドやクルミ、カシューナッツ、ピスタチオなど堅い殻でおおわれた木の実のことを指します。これらは良質な脂質とたんぱく質、食物繊維、ビタミンEが豊富です。

また、ナッツ類は実が堅いため、食べる時は顎《あご》もよく動きますよね。**咀嚼《そしゃく》数が多いと脳にもいい刺激を与えるといわれている**ので、おおいに利用してほしいものです。

チーズもまた糖質が少ないので、安心して摂ってもらって大丈夫です。チーズには良質な脂質とたんぱく質、そしてビタミンAがたっぷり含まれています。

ビタミンAとビタミンEには高い抗酸化作用があることはすでにふれた通り。間食を摂りながら認知症対策も行なうというのが今回の食事術のスタイルです。

ほかには、貝柱や鶏ささみの燻製《くんせい》、ウルメイワシの干物といったお酒のつまみになるようなものも間食として使えます。これらはいずれもたんぱく質が多く、糖質は少なめです。

ただ、間食はOKといっても一度に何袋も開けてしまうような食べ方は控えてください。「間食の摂り過ぎで夕食が食べられなくなった」というのは健康的ではありません。まれに極度の大食いの人がいますが、そういう人はカロリーも気にするようにしましょう。

甘いものは「エリスリトール」使用のものを

「間食くらいはせめて甘いものを……」という人は、飲み物のところでふれた人工甘味料「エリスリトール」を使うようにしましょう。この甘味料なら血糖値を上昇させることはありません。小麦粉の代わりに大豆粉を使ってクッキーをつくるなど、いろいろと工夫をしてみてください。

「手づくりは面倒、それでも甘いものを……」という人への、先ほど予告した裏ワザです。通販サイトを活用しましょう！

じつは、最近は糖質を少なめにしたスイーツがたくさん出ています。糖質制限が市

おすすめできる間食

- ナッツ類（アーモンド、クルミ、カシューナッツ、ピスタチオなど）
- チーズ
- 貝柱や鶏ささみの燻製《くんせい》
- ウルメイワシの干物
- エリスリトールを使ったお菓子
- 大豆粉を使ったクッキー

民権を得るにともなって、さまざまなニーズに応えようといろんな商品が出ているのです。「甘いものが食べたい」と思うのは一部の人ではなかったということですね。

「糖質制限おたるダイニング」や「糖質制限ドットコム」などのサイトにはチョコレートやロールケーキ、パウンドケーキといった洋菓子から、どら焼きやおまんじゅうなどの和菓子までたくさんのスイーツが並んでいます。こうしたサイトを活用するほか、最近は**スーパーやコンビニでも低糖質をうたったお菓子が出ています**。ぜひチェックしてみてください。

07

第7箇条　添加物より怖いのが糖質

加工された食品は可能な範囲で避ける

認知症を防ぐ食事術は「明らかに体に害をなす存在」を食卓にのせない食事術。害をなすものとはもちろん糖質のことです。糖質を体内に入れないだけで将来の安心を手に入れることができますが、さらに体によいものを食べるようにすると相乗効果が生まれるといっていいでしょう。

体によいものとは、たとえば添加物の入っていない食品や養殖されていない魚、低農薬の農作物など。**これらは自然食品ともいわれています**。また、加工されていない肉、魚、野菜もヘルシーなイメージがありますね。

神経質になり過ぎる必要はない

厚生労働省によると食品添加物とは、「保存料、甘味料、着色料、香料など、食品の製造過程または食品の加工・保存の目的で使用されるもの」。本来は人体に必要のないもので、摂らなくてよい存在です。ただ、保存性を高める点は大きなメリットですね。安全性に関しては国がしっかりと確認したうえで使用許可を出しているので、それほど気にすることはないといっていいでしょう。

ハムやソーセージ、ベーコンなど食品添加物を使った加工肉を摂り過ぎると大腸がんを招くという可能性も指摘されています。しかしそれは糖質を同時に摂っているためだと私自身は思っています。

といいながらも、私もあまり加工肉は口にしません。理由は、一つ一つの添加物は安全でも、複数のものが同時に体に入ってくるとどのような反応を起こすかがわからないからです。もっとも「何がなんでも口にしない」というほど神経質ではありませんが。

ほかには、同じ食品を連続して食べ続けないようにもしています。**同じものばかり食べていると、栄養のバランスも崩れてしまいます。**

こだわり食材より糖質制限

毎回の食事でこだわりの自然食材を使うというのは、現代社会において難しいといわざるをえません。第一に入手するのが簡単ではないことに加え、そもそもコストがかかり過ぎて家計が圧迫されてしまいます。これでは認知症を防ぐ食事術を長く続けるのが難しくなります。それでなくても、食卓から糖質を減らせば食費がかさみがちになるので、あくまでも「無理のない範囲で」というスタンスが大切です。現実とのバランスを量りながら体によいものを摂るようにしましょう。

くり返しになりますが、糖質という体に害を与えるものを摂り入れないだけで、かなりのアドバンテージとなります。したがって添加物の入った食品を口にすることにはさほど神経質になる必要はありません。**こだわりの食材をおかずにご飯（白米）を食べるよりはずっと健康的**なのです。

その根拠として、私自身の体験を披露してみることにしましょう。じつは私は52歳の時、糖尿病を発症しました。血圧も高くお腹もぷっくりと出てきて、いわゆるメタボの診断基準を満たしてしまいました。

といってもけっして不摂生な生活を送ってきたわけではありません。当時の食事は玄米魚菜食。主食は玄米で、魚はイワシやサバなどの青魚。肉類や脂っこいものは控えるようにして、野菜はたっぷりと摂るようにしていました。さらにテニスやスポーツジムで週に3回は汗を流すという健康的な毎日を過ごしていたのです。

それなのに、なぜ、お腹周りに脂肪がついて、糖尿病になってしまったのか？　理由は毎回の食事でご飯を何杯もおかわりしていたため。また、アルコールも純米酒とビールを飲むようになっていました。お酒については第5章であらためてふれますが、日本酒やビールのような醸造酒は糖質をたくさん含んでいるのです。そういったこともあり、糖質を摂り過ぎてしまっていたのでした。それほど糖質というものは怖ろしい存在なのです。

その後、糖質制限を始めるやいなや、体重はスルスルと落ち、**半年で67キログラムから57キログラムと学生時代の体重に戻りました**。血糖値も劇的に改善し、ヘモグロビンA1c《エーワンシー》は3週間で6・7％から6・0％に。その後はずっと5・6～5・9％で維持しています。もし、糖質制限の食事を知らないままに、その後の人生を過ごしてきたら……と思うと、ゾッとします。糖尿病は進行し、認知症の脅威にさらされていたかもしれません。こうした私の体験もぜひ参考にしながら、糖質制限に励んでもらいたいと思います。

08

大豆製品で性ホルモンをカバー

男女ともにイソフラボンが救世主になる！

さて、脳を活性化させるホルモンとして「性ホルモン」の存在が挙げられます。第1章でもふれたように、アルツハイマー型認知症は男性よりも女性のほうがかかりやすいという事実があるのですが、それは女性ホルモンである「エストロゲン」が加齢とともに減少していくためでした。

エストロゲンは女性らしい体つきをつくり、美肌を保つ働きがありますが、脳との関連性においてもさまざまなメリットをもたらします。たとえば記憶物質として働くホルモンの分泌を促したり、神経伝達物質の作用をあと押ししたり、脳の血流をよくしたり。また、抗酸化作用も発揮します。

女性はある時期を迎えると、このエストロゲンの量が激減します。その時期というのは「閉経」です。となると、閉経をできるだけ遅らせるか、あるいは閉経後の食生活でエストロゲンを補充する必要があるといえますね。ここでは、そのための方法についてお話しすることにしましょう。

イソフラボンは認知機能を高める

最近の研究ですが、イギリスのリーズ大学が**「青魚や豆類をよく食べる女性は閉経を迎える時期が遅い」**という論文を発表しました。約1万4000人の女性を4年間にわたって追跡調査した結果、そのような事実が明らかになったとのことです。

いっぽう、**白米やパスタなど真っ白に精製された糖質をたくさん食べる人は逆に閉経を早く迎える**ということも判明しました。まさにこれは糖質制限の効果を裏づけしてくれる研究結果といえますね。

エストロゲンに関してですが、じつはこのホルモンに似た作用をもつ食品が存在することが明らかになっています。大豆の成分である「イソフラボン」がそれです。

となれば、イソフラボンを多く含むものを食べるようにすればアルツハイマー病の予防につながると考えられそうですね。『アルツハイマー病は「脳の糖尿病」』（講談社）の著者である医学博士の鬼頭昭三先生と新郷明子先生はラットを使った実験でイソフラボンが有効かどうかを調べました。結論をいえば、**イソフラボンは認知機能を高め、脳内においてエストロゲンと似た働きをする**ことが明らかになっています。女性は積極的にイソフラボンをたくさん含む大豆食品を食べるようにしたほうがいいということになります。

大豆食品は何も特別なものではありません。豆腐や納豆、湯葉、豆乳がそうですし、みそやしょう油も大豆を材料としてつくられています。日本人にとっては昔からなじみのあるものばかりですね。これらを積極的に食卓にのせるようにしましょう。

一つ注意点があるとすれば、きな粉。ほかの大豆加工食品よりも糖質が高いので避けるようにしましょう。もっともきな粉といっしょに口にするのは和菓子が多いでしょうから、糖質制限をする人たちには縁が薄いかもしれません。

男性も大豆食品を摂ったほうがいい

大豆食品を摂ったほうがいいのは男性にしても同じです。男性の場合は男性ホルモンの「テストステロン」をエストロゲンに変えることができます。そのため女性に比べてエストロゲン不足になる可能性は少ないのですが、それでも加齢とともにテストステロンも減少していきます。**中高年以降の男性も意識して大豆食品を摂るようにし**

てください。

ただ、ここでも注意点があります。男性特有の病気である前立腺がんとの関わりです。じつは前立腺がんの治療では男性ホルモンの分泌を抑える薬が用いられることがあります。これはつまり、エストロゲンの材料を遮断するということですね。前立腺がんには効果的でも、認知症にはなりやすくなるということです。

実際に、米国立がん研究所の調査では、男性ホルモンの分泌を抑える薬を投与された患者はそうではない患者よりもアルツハイマー病になるケースが多かったということです。ある意味**「前立腺がんをとるかアルツハイマー病をとるか」**という究極の選択を迫られているともいえます。

そういう究極の選択を迫られないように、日ごろから健康的な生活を送るようにしたいものですね。安心できる将来のためにも、大豆食品をたくさん食べて、イソフラボンを摂取することをぜひ習慣化するようにしてください。

OK!

おすすめの食品一覧表

分　類	食品名	常用量（g）（目安量）	糖質量（g）
豆　類	絹ごし豆腐	135（1/2丁）	2.3
	木綿豆腐	135（1/2丁）	1.6
	糸引き納豆	50（1パック）	2.7
	油揚げ（薄揚げ）	30（いなり揚げ1枚）	0
野菜類	キャベツ	50（中葉1枚）	1.7
	コマツナ	80（おひたし1食分）	0.4
	ハクサイ	100（中葉1枚）	1.9
	ホウレンソウ	80（おひたし1食分）	0.2
	モロヘイヤ	60（おひたし1食分）	0.2
	チンゲンサイ	100（1株）	0.8
	レタス	20（付け合わせ1食分）	0.3
	エダマメ	50（1食分）	1.9
	オクラ	20（2本）	0.3
	ショウガ	20（1かけ）	0.9
	シロネギ	50（煮物1食分）	2.9
	ダイコン	100（煮物1食分）	2.7
	ダイズモヤシ	40（付け合わせ1食分）	0
	ブロッコリー	50（付け合わせ1食分）	0.4
	ナス	80（煮物1食分）	2.3
	カリフラワー	80（サラダ1食分）	1.8
イモ類	コンニャク	50（おでん1食分）	0.1
キノコ類	エノキタケ	20（汁物1人分）	0.7
	生シイタケ	14（1枚）	0.2
	干しシイタケ	3（1枚）	0.7

138～143ページの表は、高雄病院でおよその目安としている数値のため、『日本食品標準成分表2015年版（七訂）』と一部食品名表記・数値が異なる部分があります。

分　類	食　品　名	常用量（g）（目安量）	糖質量（g）
キノコ類	ホンシメジ	20（汁物1食分）	0.2
	ナメコ	10（汁物1食分）	0.2
	エリンギ	20（1本）	0.5
	マイタケ	20（汁物1食分）	0.2
海藻類	味つけのり	3（1束）	0.5
	もずく	200（1食分）	0
	カットワカメ	2（酢のもの1食分）	0.1
	トコロテン	50（1食分）	0
	メカブ	50（1食分）	0
乳類	カッテージチーズ	15（大さじ1）	0.3
	カマンベールチーズ	20（1切れ）	0.2
	クリームチーズ	20（1切れ）	0.5
	プロセスチーズ	20（角チーズ厚さ1cm）	0.3
	生クリーム（植物性脂肪）	100	3.0
	生クリーム（乳脂肪）	100	3.1
肉類	牛・豚・鶏	100	0.1〜0.7
	牛肝臓	50	1.9
	豚肝臓	50	1.3
	ボンレスハム	20（1枚）	0.4
	ベーコン	20（1切れ）	0.1
	ウィンナー	20（1本）	0.6
	鶏肉むね皮つき	100	0
魚介類	魚類	100（1切れ）	0.1〜0.6
	スモークサーモン	20（1枚）	0
	カキ	15	0.7
	スルメイカ	225（1ぱい）	0.2
卵	卵	50（1個）	0.2

※高雄病院提供

NG!

注意すべき食品一覧表

分　類	食　品　名	常用量（g）（目安量）	糖質量（g）
ご飯類	玄米ご飯	150（1膳）	51.3
	精白米ご飯	150（1膳）	55.2
	もち	50（切りもち1個）	25.2
	ビーフン	70（1人分）	55.3
パン	食パン	60（6枚切り1枚）	26.6
	フランスパン	30（1切れ）	16.4
	ライ麦パン	30（厚さ1cm1枚）	14.1
	ナン	80（1個）	36.5
麺類	うどん（ゆで）	250（1玉）	52.0
	そうめん（乾）	50（1束）	35.1
	中華麺（生）	130（1玉）	69.7
	そば（ゆで）	170（1玉）	40.8
	スパゲティ（乾）	80（1人分）	57.0
粉もの	ぎょうざの皮	6（1枚）	3.3
	コーンフレーク	25（1人分）	20.3
	小麦粉（薄力粉）	9（大さじ1）	6.6
	パン粉（乾）	3（フライ衣用）	1.8
イモ類	片栗粉（ジャガイモデンプン）	3（小さじ1）	2.4
	くずきり（乾）	15（鍋物1食分）	13.0
	緑豆春雨（乾）	10（和えもの1食分）	8.3
	サツマイモ	60（1/3~1/4個）	18.2
	ジャガイモ	60（1/2個）	9.8
	サトイモ	50（中1個）	5.4
	フライドポテト	50	14.7

食品名に△がついているものは、大丈夫というわけではないが、ぜひ避けるべきというほどでもない、控えめなら食べてもよいものです。

分　類	食　品　名	常用量(g)(目安量)	糖質量(g)
豆類	きな粉(脱皮大豆)	5(大さじ1)	0.7
	あずき(乾)	10	4.1
	△無調整豆乳	210(1本)	6.1
野菜	△ニンジン	30(煮物1食分)	2.0
	ゴボウ	60(1/3本)	5.8
	西洋カボチャ	50(5cm角1個)	8.6
	トウモロコシ	90(1/2本)	12.4
	グリンピース(生)	50	3.8
	クワイ	20(1個)	4.8
	ユリネ	10(1かけ)	2.3
	レンコン	30(煮物1食分)	4.1
乳類	牛乳	210(1本)	10.1
	低脂肪乳	210(1本)	11.6
練り製品	△蒸しかまぼこ	20(1cm)	1.9
	△焼きちくわ	20(1/4本)	2.7
	△はんぺん	25(1/4枚)	2.9
	△さつま揚げ	40(1/2個)	5.6
調味料	ウスターソース	6(小さじ1)	1.6
	中濃ソース、濃厚ソース	6(小さじ1)	1.8
	△麺つゆストレート	100(1食分)	8.7
	オイスターソース(牡蠣油)	6(小さじ1)	1.1
	ケチャップ	5(小さじ1)	1.3
	甘みそ	18(大さじ1)	5.8
	カレールウ	25(1人前)	10.3
	ハヤシルウ	25(1人前)	11.3
	ミリン	6(小さじ1)	2.6
	固形ブイヨン	5(1食分使用量)	2.1

※高雄病院提供

果実類・種実類

食品ごとに糖質が少ないものは○、要注意は△、NGは×で示しました。

分類	判定	食品名	常用量(g)(目安量)	糖質量(g)
果実類	○	アボカド	80(1/2個)	0.7
	○	レモン果汁	5(小さじ1)	0.4
	△	イチゴ	75(5粒)	5.3
	△	夏ミカン	190(中1個)	16.7
	△	モモ	170(1個)	15.1
	△	リンゴ	100(1/2個)	14.1
	×	バナナ	100(1本)	21.4
種実類	○	クルミ(炒り)	6(1個)	0.3
	○	ゴマ(乾)(炒り)	3(小さじ1)	0.2
	○	松の実(炒り)	40	0.5
	△	アーモンド(フライ、味つき)	50(35粒)	5.2
	△	カシューナッツ(フライ、味つき)	30(20粒)	6.0
	△	マカダミアナッツ(炒り、味つき)	50	3.0
	△	落花生(炒り)	40	5.0

小さじ1杯にも注意しよう!

甘い味つけ調味料にも糖質は含まれています。糖質量を意識したうえでじょうずに使いましょう。マヨネーズやしょう油は糖質が少ないので安心です。

食品名	小さじ1杯に含まれる糖質量(g)
はちみつ	5.6
メープルシロップ	4.7
ミリン	2.6
マヨネーズ	0.09
濃口しょう油	0.6

嗜好飲料

分　類	判定	食　品　名	常用量（g）（目安量）	糖質量（g）
嗜好飲料	○	焼酎	180（1合）	0
	○	ウイスキー	30	0
	○	ブランデー	30	0
	○	ウオッカ	30	0
	○	ジン	30	0.1
	△	ワイン（赤）	100（ワイングラス1杯）	1.5
	△	ワイン（白）	100（ワイングラス1杯）	2.0
	×	清酒（本醸造酒）	180（1合）	8.1
	×	ビール	350（中1杯）	10.9
	×	発泡酒	350（中1杯）	12.6
	×	ワイン（ロゼ）	100（ワイングラス1杯）	4.0
	×	紹興酒	50	2.6
	×	梅酒	30（1杯）	6.2

そのほかの食品

分　類	判定	食　品　名
菓子類	×	洋菓子
	×	和菓子
	×	ゼリー
	×	アイスクリーム
	×	スナック菓子
	×	米菓子

分　類	判定	食　品　名
油脂類	○	オリーブ油
	○	ゴマ油
	○	バター
	○	ラード
	△	ヘッド
	×	マーガリン

※高雄病院提供

認知症を防ぐ食事術の3コース

最初から無理せずにじょじょに慣れる

ここまで認知症を防ぐ食事術における食材の選び方についてお話ししてきました。ここからは具体的にどのように食事術として日々の食生活に取り込んでいくのかについて紹介していくことにします。

認知症を防ぐ食事術では三つのコースを設定しています。これは朝・昼・夕と1日3回食事を摂る人を対象としたコースです。**難易度の低い順から「プチ糖質制限食」「スタンダード糖質制限食」「スーパー糖質制限食」となっています。**

「プチ」は3食のうち1食を

「プチ糖質制限食」は3食のうち1食だけを糖質制限にするというコースです。この場合、夕食を糖質制限食にしてください。

なぜ夕食なのかといえば、夜は活動量がガクンと減るからです。夕食をとったあとはゆったり過ごして、そのあとは就寝というのがほとんどの人のパターンでしょう。必然的にエネルギーを消費することも少なくなりますよね？　もし**夕食に糖質をたっぷりと摂ってしまったら、余ったエネルギーが脂肪へと変えられてしまいます**。まずは、その可能性を減らしておきましょう。

朝食と昼食は糖質を口にしてもらってもかまいません。ただし、目安としては1食当たりの糖質量は50〜60グラム程度にとどめるようにしましょう。具体的にいえば、ご飯の小盛りは糖質が約44グラム、食パンなら2枚（8枚切り）で40グラム、そばは一人前が44グラムとなっています。

「スタンダード」は2食

「スタンダード糖質制限食」は3食のうち2食を糖質制限食にするというコースです。この場合も、やはり夕食は糖質を制限するようにしましょう。

残りの1食ですが、これは朝食でも昼食でもどちらでもかまいません。昼間は仕事をしていて外食の機会が多いという人は、比較的食事内容が自分で決めやすい朝食を糖質制限にするほうがいいかもしれません。

また、朝食と決めたら毎回朝食を糖質制限しなければならないという縛りもありません。**「今日は朝食と夕食、明日は昼食と夕食」でも大丈夫**。臨機応変にいきましょう。

糖質制限をしない1回の食事ですが、糖質の量は50～60グラム程度に。これはプチ糖質制限食の場合と同じです。糖質の摂取量が守れたら、玄米、白米、全粒粉パン、白パン、そば、うどんなど何でもよいです。

「スーパー」は3食すべて

「スーパー糖質制限食」は3食すべての糖質を制限するというコースです。ハードルは高くなりますが、効果はバツグンです。体重は減り、血流がよくなり、体調も万全。集中力や意欲が出てきて、いろんなことに前向きに取り組めるようになります。**もちろん認知症のリスクも減ります**。

ただし、いきなり高いハードルに挑んでしまうと、挫折した時の反動も大きくなります。まずはプチ糖質制限食から始めて、スタンダード、スーパーへとレベルアップを目指すほうがいいかもしれません。

なお、スーパー糖質制限食の場合でも、1食につき10～20グラム程度の糖質は許容

● 糖質制限食3パターン

まずはプチ糖質制限食からスタートし、じょじょにステージを上げていこう

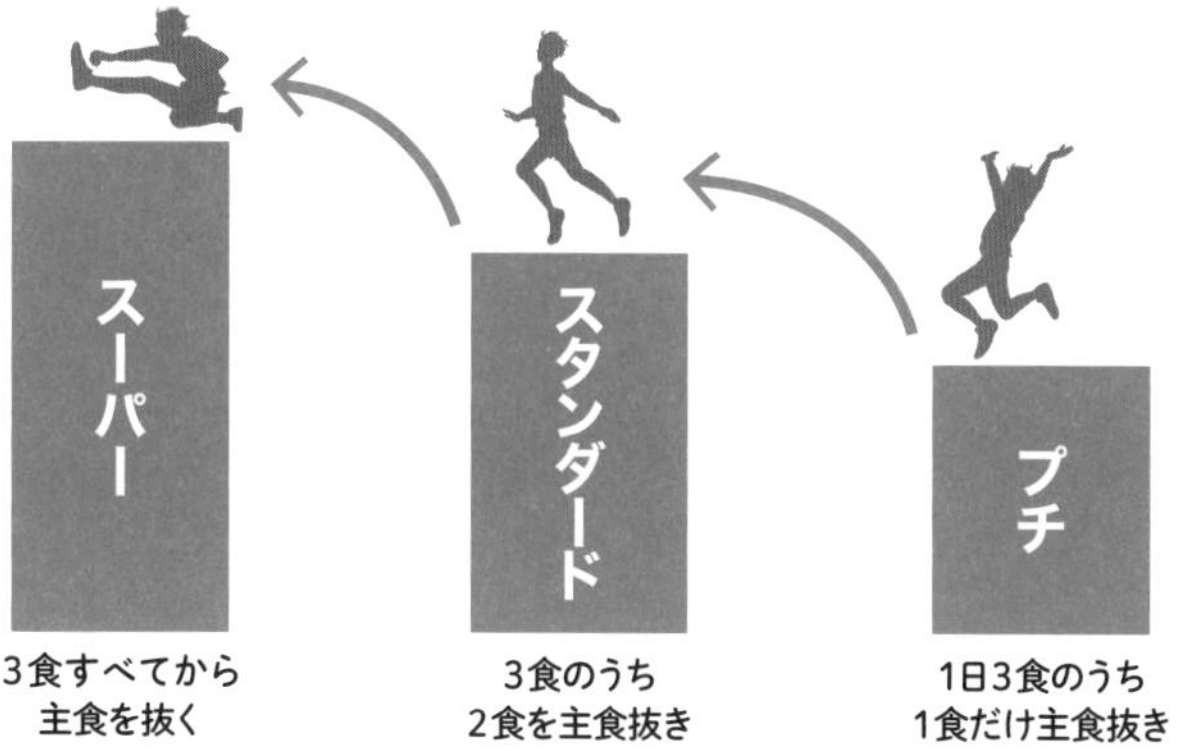

範囲です。おもに野菜分の糖質ですが、糖質がまったくゼロという食品だけを食べるのは現実的ではないですからね。食物繊維やビタミンC確保のためにも野菜は必要です。それに、体内に入った糖質が脂肪にならないように活動量を増やせば、10～20グラム程度の糖質は軽く消費できます。運動も意識してください。

　また、すでにふれましたが、人間の体には「糖新生《とうしんせい》」といって、みずからブドウ糖をつくる働きがあります。食事から糖質を減らしても低血糖にならないしくみになっているので、その点でも安心してください。

10

お腹いっぱいになるまで食べてもOK

カロリー制限までしては逆効果

認知症を防ぐ食事術を続けるにあたって注意してほしいのが、「カロリー制限」はしないということです。カロリー制限食とは、おもにダイエットや糖尿病食で使われる食事術。全体的に食事量を減らすというおなじみの方法です。

この食事法はつねに空腹にさいなまれるという苦痛をもたらします。ダイエットに挫折する人の多くは、その苦痛に耐えられなくて……というケースのようです。

カロリー制限と糖質制限を同時に行なわないようにしてほしいのは、ムダな苦しみ以前に危険だからです。じつはカロリーを制限すると、人の体は筋肉や骨を減らし始めます。**入ってくるカロリーが減れば、筋肉を分解して筋肉量を減らし基礎代謝を低下させることで、低カロリーに適応させるわけです。**「筋肉のリストラ」と考えてください。筋肉が衰えると骨も減り、それにともなって老化もスピードアップします。

● 推定エネルギー必要量（kcal/日）

性別	男性			女性		
身体活動レベル（歳）	Ⅰ（低い）	Ⅱ（ふつう）	Ⅲ（高い）	Ⅰ（低い）	Ⅱ（ふつう）	Ⅲ（高い）
18～29	2,300	2,650	3,050	1,700	2,000	2,300
30～49	2,300	2,700	3,050	1,750	2,050	2,350
50～64	2,200	2,600	2,950	1,650	1,950	2,250
65～74	2,050	2,400	2,750	1,550	1,850	2,100
75以上	1,800	2,100	—	1,400	1,650	—

厚生労働省「日本人の食事摂取基準（2020年版）」より

必要なカロリーはしっかり摂る

認知症を防ぐ食事術は糖質さえ控えれば、お腹いっぱいになるまで食べても問題はありません。ときどき「糖質制限を始めたら頭がうまく働かなくなった」という人がいますが、よくよく聞いてみるとカロリー制限も同時に行なっているパターンがほとんどでした。くれぐれも気をつけてほしい点です。

なお、**認知症を防ぐ食事術では塩分の制限も気にしなくて大丈夫です**。インスリンの分泌が減るので、体内に蓄えられていた水分が排出され、そのバランスをとるために余分な塩分も出ていくからです。

11

できる人は1日2食にチャレンジ

朝食抜きでも空腹感に苦しむことはない

今回の食事術では1日2食を実践できる人を対象としたコースも設定しています。かくいう私自身も約36年間、1日2食のスタイルを続けてきました。

糖質制限を始めた人たちが異口同音にいうのは「1日2食でも意外と平気」ということ。これがカロリー制限食との大きな違いです。食事回数を減らしても苦痛に満ちた空腹感は覚えないのです。このことからも不快な空腹感をもたらすのが糖質だということがわかります。

そもそも「1日3食」というスタイルは近年定着した習慣です。歴史をひもとくと、1日3食が全国的に浸透していったのは明治時代以降。それ以前は、例外はあったにせよ1日2食が常識でした。そう、**1日2食はけっして特殊な食事スタイルではないのです**。

1日2食でも夕食は糖質を減らす

さて、1日2食を実践する人に向けた認知症を防ぐ食事術のコースの基本は「朝食を抜くこと」です（ただし水分補給はしてください）。

まずは「昼・夕どちらも糖質制限」。これは146ページのスーパー糖質制限食の2食バージョンです。朝食は抜いて、昼食と夕食は糖質制限食にしましょう。

次に「夕食のみ糖質制限」。スタンダード糖質制限食の2食バージョンですね。朝食は抜き、昼は適量の糖質を食べて、夕食は糖質を制限するというコースです。

最後に「昼・夕どちらもプチ糖質制限」。朝食を抜いて、昼食と夕食をそれぞれ糖質50グラム程度に抑えます（目安としてご飯なら小盛り一杯とおかず）。

できれば「昼・夕どちらも糖質制限」か「夕食のみ糖質制限」に取り組んでほしいですが、最初は「ならし運転」として「プチ」から始めるのもいいでしょう。

朝食抜きの1日2食にすると、夕食を摂ったあと次の昼食までは半日以上の時間が空くことになります。その間、糖質が入ってこないので血糖値が上がることもありません。さらに内臓脂肪もエネルギー源として使われるので、健康効果は倍増。認知症の不安も遠ざかっていくというわけです。

COLUMN

平均寿命よりも健康寿命に注目

厚生労働省のまとめによると、2018年の日本人の平均寿命は男性が81・25歳、女性が87・32歳となり最高記録を更新しました。いっぽうで2016年の「健康寿命」は男性が72・14歳、女性が74・79歳となっています。

健康寿命とは自立して生活できる年齢のこと。寝たきりや認知症など介護が必要な状態を平均寿命から差し引くことで導き出されます。右記の数値を単純計算すれば(平均寿命ー健康寿命)、男性は約9年、女性は約12年半が介護が必要な状態ということになります。これは社会的に見ても大きな課題であり、高齢者の健康を支える取り組みが求められています。

糖質制限食は、その課題に対する一つの答えといっていいでしょう。糖質制限食を摂って健康寿命を延ばしていきましょう。

第4章

外食時に役立つ食事術
小ワザ編

INTRODUCTION

安心&満足の外食術を伝授

前章では自宅での食事をメインに想定しながら食材の選び方や食べ方を紹介しました。ふだんの食生活に取り入れることで認知症予防に役立ててほしいと思いますが、食事をするのは自宅にかぎってのことではありませんよね？とくに仕事をもっている人は1日のうち1食は外食をする機会が多いかと思います。

本章では**外食をする際に役立つポイントやお店選び、安心してオーダーできるメニューなどについてお話ししていくことにします**。また、外食とはいわないものの、コンビニでランチを買うという人もいることでしょう。その際にも役立つ情報をお伝えします。

食事から糖質を抜こうとした時に気づかされるのが、「世の中にはこんなにも糖質があふれているのか……」ということです。定食屋に入ればご飯は必ずついてきますし、しかもおかわり自由というところも少なくありません。人気のラーメン店にはいつも行列ができていて、回転寿司もいつも満員。ファミリーレストランやハンバーガーショップ、牛丼店も糖質中心のメニューで構成されています。

それだけを見ると「外食では糖質を食べるのもやむをえないか」と思ってしまいがちですが、じつは意外にそうでもないのです。**糖質を避けながら満足感の高い外食をとることはそれほど難しいことではありません**。

糖質を制限する人は増えており、そのニーズに対応するメニューや商品が続々と開発されているのも、その背景として指摘できるでしょう。本章で紹介するワザをさまざまに駆使しながら、外出先でも「認知症を防ぐ食事術」を続けてほしいと思います。

01

味つけのために糖質がたっぷり

定食も寿司も、和食は危険がいっぱい

海外でブームになるなど、「和食」にはいかにも健康的なイメージがあります。しかし認知症を防ぐ食事術の観点からいえば両手を広げてウェルカム……というわけにはいきません。糖質のことを意識しながら和食店のメニューを見ると、**砂糖やミリンなど糖質をたっぷり含む定食が多いことに気づかされます**。

魚を素材に使った定食を見てみましょう。みそ煮、照り焼き、西京《さいきょう》焼き、蒲《かば》焼きなどはすべて味つけのために糖質（砂糖など）がふんだんに使われています。肉を素材にした定食なら肉じゃが、すき焼き、筑前煮がNGです。

また、和食店では「ご飯のおかわり無料」をうたっているところも見かけます。糖質制限食的スタンスからいえば「タダほど怖いものはない」といったところです。

とはいえ和食店を利用するケースも少なくないでしょう。そういう場合は、今指摘したメニューは避けて、魚なら焼き魚定食や刺身定食を、肉なら鶏肉の竜田揚げ定食や豚の生姜《しょうが》焼き定食、しゃぶしゃぶ定食などをチョイスするようにしてください。ご飯は摂らないか、摂ったとしてもお茶碗半分くらいに。

和食といえば寿司もありますが、これは完全にＮＧです。白米を使っているうえに、その酢飯には砂糖もたっぷり。避けるに越したことはありません。

高級コースの味つけに要注意

それ以外には高級料亭も糖質制限食的には鬼門となります。味つけに凝っているので、砂糖を使うことが多いためです。

高級料亭ではコースとして料理が出されます。先付《さきづけ》に始まり、煮物や蒸し物、酢の物、あえ物、焼き物、汁物、そしてご飯。このうち安心して食べられるのは焼き物と汁物だけ。それ以外のものは糖質（砂糖など）がたくさん含まれていますので、認知症リスクがたっぷりです。このように高級料亭は要注意ですが、**フレンチのコースなどは料理に砂糖を使用していないので、パンやデザートのケーキに気をつければ、あとは大丈夫です。**

02

町のどこにでもある「理想郷」

焼鳥店と居酒屋は安心して利用できる

糖質制限食を実践する人たちにとって「理想郷」ともいえる外食先は、焼鳥店と居酒屋です。糖質の少ないメニューが豊富であることに加え、ひとりでも数人でも気軽に入れて、値段はリーズナブル。どこにでもあるので、見つけるのに苦労もしません。

まずは焼鳥店です。ネギマや軟骨、つくね、レバー、手羽先などいろいろな種類がありますが、糖質のことを心配することなく何本でも食べてもらってOKです。ただし、**注文の際には味つけは「塩」で。**「タレ」には砂糖やミリンが使われているので安全なはずの焼鳥が一転、危険な存在になってしまうのです。

焼鳥以外では、シイタケやシシトウ、タマネギといった野菜焼きもどんどん食べましょう。サイドメニューに関しても糖質の少ない枝豆や冷《ひ》や奴《やっこ》、オニオンスライスなどは気兼ねなくオーダーすることができます。

居酒屋ではメニューをよく考えて

焼鳥店よりもメニュー数が多いのが居酒屋です。今挙げた焼鳥店のメニューはだいたいがカバーされているでしょう。

ほかに居酒屋でのおすすめメニューとしては魚関連では刺身の盛り合わせや焼き魚、イカ焼き、肉関連ではサイコロステーキ、豚肩ロース焼き、鶏の山賊焼き、唐揚げなど。野菜ではサラダやおひたし、漬物などです。

逆にオーダーを控えてほしいのはフライドポテトやコロッケ、肉じゃが、ポテトサラダなどイモを使ったメニューです。ほかに魚の煮つけや衣をたっぷり使った天ぷら、ギョーザやシューマイなどは避けてください。

いうまでもありませんが、ご飯や麺類は最初から除外するようにしてください。「仕上げにお茶漬けを」みたいなことになってしまったら、まさに元の木阿弥《もくあみ》です。

なお、お酒に関しては**ビールや日本酒のような醸造酒は避け、焼酎やウィスキーなど蒸留酒を**。醸造酒には糖質が多く含まれ、血糖値も上げやすいのです。

03

フレンチもイタリアンもどんとこい！

和食よりも洋食のほうが選択肢が広い

フレンチやイタリアンなど洋食のレストランに行くことが好きな人もいるでしょう。認知症を防ぐ食事術では、これらもおおいに活用してもらって大丈夫です。

フランス料理はバターなどの乳製品を使うため、カロリーを気にする人もいるかもしれませんが、糖質そのものは少ないので気にする必要はまったくありません。コースであれば、前菜に出てくる野菜のジュレ、カクテルやムース、エスカルゴ、フォアグラ。魚料理ならポワレや香草焼き、ブイヤベース。肉料理なら仔牛《こうし》や仔羊《こひつじ》のロース、ジビエのグリルなどがあります。

ワインも糖質が多い甘口の白ワイン以外なら飲んでも大丈夫。**赤ワインには抗酸化作用をもつポリフェノールが豊富なのでとくにおすすめします。**

イタリア料理はパスタやピザ、リゾットなど糖質をたっぷり含むメニューが有名ですが、それらを避けさえすれば問題ありません。生ハムやソーセージ、魚のカルパッチョ、モッツァレラチーズとトマトのカプレーゼ、魚介類を煮込んだアクアパッツァなどさまざまなメニューが楽しめます。

イタリア料理にもワインが似合いますが、やはり甘口の白ワインは避けるようにしてください。白ワインを飲むならキリッとした辛口を頼みましょう。

地中海料理は認知症のリスクを減らしてくれる

このほかには地中海料理もオススメしておきましょう。**地中海料理は世界的に「健康にいい食事」として高い評価を受けています**。オリーブオイルをたっぷりと使っていることから、地中海料理を日常的に食べている人が心筋梗塞《こうそく》になることは少ないといわれています。地中海料理では海の幸をふんだんに使うので、なおのことヘルシー。良質な油と良質な食材で認知症予防に役立ててください。ただし穀物と果物は控えましょう。

フレンチやイタリアンの専門店ではなくても、気軽に洋食を楽しめるということでファミリーレストランを利用する人もいるでしょう。その場合もカレーライスやオムライス、クリームシチュー、グラタン、ドリアなど糖質の多いメニューはパスするようにしてください。

04

相手に気兼ねすることなく楽しめる！

バイキングで、多種類を好きなだけ！

低糖質の食べ物がバラエティ豊かにそろっていて、しかも選び放題という魅力的な存在がバイキング形式です。最近では「ビュッフェ」と呼ばれることが多くなっているようですが、あらかじめ調理されたメニューが並んでいて、セルフサービスでお皿に盛り付けるというおなじみのスタイルですね。

バイキングで糖質の少ないメニューとしては、卵料理（オムレツ、スクランブルエッグ、目玉焼き、ゆで卵）やサケやサバなどの焼き魚、肉や魚のマリネ、ローストビーフ、ローストポーク、冷《ひ》や奴《やっこ》、葉物野菜を中心としたサラダなどが挙げられます。これらは何度おかわりをしてもいいので満足感もひとしおです。

チョイスすべきではないものとしては、ライス類やパスタ類、パン類など。もちろんスイーツ系も避けてください。もう一つ注意を払うようにしたいのが味つけです。

ケチャップソース、ドミグラスソース、甘酢あんなど甘い味つけがされているものは糖質制限食的にはNGです。

和風ドレッシングは中身に注目して

サラダにかけるドレッシングは**フレンチドレッシングやサウザンアイランドドレッシング、マヨネーズ、オリーブオイルをおすすめしておきます**。逆に「低カロリー・ノンオイル」をうたう青ジソドレッシングや和風ドレッシングは避けましょう。これらはオイルを少なくしたぶん、糖質で味をととのえています。また、スープに関してもポタージュスープや中華の卵スープのようにとろみがついたものは、でんぷん（糖質）が多いのでチョイスしないに越したことはありません。

ドリンクバーが併設されている場合、飲んでいいのはお茶かコーヒーか紅茶。砂糖は使わないようにしてくださいね。ジュース類はいっさいNGですが、糖質ゼロのものがあれば例外的に飲んでも大丈夫です。

バイキングは糖質制限をしていない人たちとも行ける利点があります。相手に気兼ねすることなく低糖質のメニューが選べるので一石二鳥ですね。

05

ひとりでもみんなで行っても大丈夫

おかずが選べる定食屋はランチの味方！

好きなおかずをチョイスしたぶんだけ代金を払うというタイプの定食屋があります。料理の入った小皿や小鉢がショーケースに並んでいて、それをお盆にのせていくというスタイルです。こうしたお店もまた糖質制限に便利ですね。ご飯や糖質の多いおかずはスルーしていけばいいわけですから。

おかずの選択肢も豊富です。魚としてはサケやサバ、サンマなどの塩焼き、お刺身。肉なら唐揚げ、豚の生姜《しょうが》焼き。野菜なら野菜炒《いた》めやサラダ、おひたし。ほかにも冷《ひ》や奴《やっこ》や豚汁などもあります。季節限定で鍋を出しているお店もあります。

それぞれのおかずはつくり置きではあっても、多くのお店が店内で調理していて、できたてのものを手に取りやすい点も魅力といえるでしょう。また、つくり置きであるがゆえに、料理ができあがるまで待たされることもありません。忙しい時には、なおのこと便利です。

こうしたおかずが選べる定食屋を知っていると、ランチタイムにおいても糖質制限食を摂りやすくなるというもの。また、**糖質制限をしていない人たちとも気兼ねなく入ることができます**。

つきあいを損ねてまでがんばらない

糖質制限をしていてややネックになるのが、糖質制限をしていないほかの人たちとの外食です。たとえばラーメン店やうどん・そば店、カレーショップなど（いずれも糖質の多い食べ物です）に誘われた場合、素直に同行しづらくなるわけです。「寿司でも食べに行こうか」という流れになった時に「寿司なんて食べたら、将来大変なことになるんだよ！」などといってしまうと空気が凍りつくことになりかねません。

糖質制限は大切なのですが、人間関係を損ねてしまうまでに厳格に守ろうとすると、それはそれで問題が生じます。**時には「よし、今日は糖質制限を解除！」と肩の力を抜くくらいの気楽さも必要**。糖質を摂ることになってしまっても、その前後で対策を講じれば影響を少なくすることもできます。その方法については次項でふれることにしましょう。

06

サラシア摂取後に食べ、食後に歩く

糖質の吸収を穏やかにする植物

認知症を防ぐ食事術を続けている人にとって悩みのタネが「断わりきれない会食の場で糖質が出た時」です。会社勤めの人なら接待がそうでしょうし、ほかにも親戚の集まりであったり、友人・知人との食事会であったりとさまざまですよね。

さて「糖質から逃げられない状況」を迎えた時の対応策ですが、まずは食前に「サラシア」由来の機能性食品を摂っておくことが挙げられます。**サラシアとは植物の一種で、糖質の吸収を穏やかにする成分が含まれていることが確認されています**。糖質の多い食事を食べる前にサラシアを摂っておけば、少しはマシになると考えていいでしょう。

サラシア由来の機能性食品はいろんな会社から出ているようですが、安心できるのはトクホ（特定保健用食品）の表示つき。トクホは消費者庁が許可した商品にしか表示できないので安心材料の一つにはなります。

日常生活のなかにも運動する機会は多い

とはいえ、サラシアだけで安心しないでほしいとは思います。食後はなるべく体を動かすようにしましょう。**はげしい運動は必要ではなく、30分から1時間ほど歩くだけで十分です**。歩くことで筋肉が収縮して細胞内の糖受容体が表面に移行し、そのぶんブドウ糖の吸収率が高まります。筋肉に取り込まれる量が多ければ、インスリンの追加分泌もそれだけ抑えられるということですね。「そんなに歩けない」という人は、せめて階段を使うようにするなど少しでも体を動かすことを心がけましょう。

運動に関してはあらためてふれますが、現代人はあまりに体を甘やかし過ぎだということはくり返し強調しておきたいところです。ふだんからこまめに体を動かす癖はぜひつけておいてください。運動ではなくても、家事や買い物、通勤などで体を動かす機会はたくさんあります。「老化は足から」という言葉もあるように日頃から歩いていないと足の筋肉が衰え、転倒もしやすくなります。転倒で骨折、そして寝たきりになり、その先には認知症……というケースは特別な例ではありません。糖質を摂った時は、より意識して体を動かしたいものです。

07

「ご飯はいりません」はキッパリと

食べずに残すという手段もあり

糖質制限食が市民権を得るにつれて、外食先で「ご飯はいりません」といっても驚かれることが少なくなりました。私は講演で地方に行く機会が多く、そういう時は外食を口にすることになります。当然、その場合も糖質は摂りませんが、かつては「えっ⁉ ご飯、いらないんですか？」と奇異の目（？）で見られることもありました。最近ではそれがなくなってきたことに加えて、糖質を制限している人たちをターゲットとしたメニューが増えていることも実感しています。

外食先で「ご飯はいりません」とハッキリ断わることは大切です。そうしないと、出てきたご飯を残してしまうことになります。日本人はご飯を残すことに罪悪感を覚えてしまいがちです。それなら最初から頼まないに越したことはありません。また、**残ったご飯はお店の人が廃棄します**。そのことに心を痛める人もいるようです。それなら、なおさらご飯は断わっておくべきですよね。

そもそも糖質の少ない品を選ぶ

ご飯は断わることができたとして、それ以外に糖質を含むおかずが出てきたらどうすればいいでしょうか？　こちらで頼んだわけではないのに、たとえば里芋の煮っころがしが一品添えられてきたというケース。

こういう時は「食べずに残す」が正解です。頼んだわけでもないのに出されたのですから、不可抗力と考えていいでしょう。もし誰かといっしょなら、その人に食べてもらうという手もありますね。もっとも糖質が体に悪いと知っていて、それを食べてもらうというのも気が引ける話ですが……。

私は家族でお好み焼き店によく行きます。もちろん、小麦粉を使ったお好み焼きはオーダーせず、ソーセージや野菜炒《いた》め、オムレツ、豚平焼きなどを注文します。ここでお好み焼きを頼んで手をつけないというのはさすがに失礼ですが、**お好み焼き店でお好み焼きを頼まないというのもありなのです**。実際、その行きつけのお店も理解してくれています。

08

意外に使えるハンバーガーショップ
ファストフードはサイドメニューを駆使

健康意識の高い人はファストフード店にはあまり足を向けないかもしれません。しかしファストフード店は手早く食事をするには便利です。

ファストフード店といえばハンバーガーショップが思い浮かびますね。ここでの定番はハンバーガーにフライドポテトにジュース。これらは糖質が多いのでいずれもスルーしましょう。

ハンバーガーの代わりに頼みたいのが、**フライドチキンやナゲットなどチキンを使ったメニュー**。マクドナルドやモスバーガー、ケンタッキーフライドチキンをはじめとする有名店舗ではどこでも用意されています。それぞれの公式サイトにはメニューそれぞれに栄養成分表も表記されているので参考にしたいものです。試しにチキンのメニューでそれぞれの炭水化物の量を見てみると、マクドナルドの「シャカチキ」は

17・2グラム、モスバーガーの「モスチキン」は18・4グラム、ケンタッキーフライドチキンの「骨なしケンタッキー」は11グラムとなっています。

フライドポテトの代わりに頼みたいのはサラダです。サラダは葉物野菜を使ったものを選ぶようにして、糖質の高いコーンサラダは控えます。

ジュースに関しては糖質ゼロのコーラはOKですが、それ以外はNG。飲むとしたらブラックコーヒーかストレートの紅茶、ウーロン茶、ミネラルウォーターなどにしましょう。

牛丼店でもご飯抜きの食事ができる

牛丼店も使い勝手のいいファストフードです。牛丼やカレーライスはご飯を使っているのでパスするとして、ここでは一汁四菜が基本形。汁物はみそ汁にして、**メインのおかずは具材だけを皿にのせた「牛皿」を。**カロリー不足にならないように大盛りにするか2皿頼むのがおすすめです。ほかのおかずとしては焼サケやゆで卵、冷《ひ》や奴《やっこ》、野菜サラダ、お漬物などサイドメニューから選ぶようにしましょう。

私のお気に入りはすき家の「牛丼ライト」。ご飯の代わりに豆腐が使われている糖質制限メニューです。

09

低糖質の商品が思いのほか充実

使い勝手のいいコンビニ、スーパー

全国に5万5000店以上もあるコンビニエンスストア。24時間いつでも開いていて気軽に利用できる、まさにコンビニエンス（便利）な存在です。

今やコンビニ食は健康を前面に打ち出している商品を多数そろえるようになっています。糖質制限をしている人たちのニーズにもしっかり応えていて、安心して口にできる商品が充実しています。ここでは糖質制限食として活用できる具体的な商品を見ていくことにしましょう。

レジ横のショーケースがおすすめ

まずメインのおかずになるものとして紹介したいのが、**ホットスナック**です。レジの脇のショーケースには揚げ物類が並んでいますよね？　あそこには低糖質で高たんぱくの商品があるのです。

その**代表的なものが焼鳥**です。鶏肉を使っていることもあって、糖質はほとんど含んでおらず、しかもたんぱく質は豊富。焼鳥店のところでもふれましたが、安心して食べてもらって大丈夫です。

参考までにコンビニ各社の焼鳥の糖質量を見てみると……セブンイレブンの「炭火焼き鳥串（もも塩）」は0・1グラム、ローソンの「焼鳥もも塩」も0・1グラム、ファミリーマートの「炭火焼きとりもも（塩）」は販売地域によって差があって0・7～1・5グラムほどです（以上は各社の公式サイトにある数字ですが、ローソンとファミリーマートは炭水化物として表示しています）。

ほかには、**ポークを使ったフランクフルトソーセージ**があります。こちらも同じく糖質量を見てみると、セブンイレブンの「BIGポークフランク」が7・7グラム、ローソンの「ジャイアントポークフランク」も7・7グラム、ファミリーマートの「ジャンボフランク」は5・6グラム。いずれも低糖質です。

またコンビニのホットスナックといえば、**唐揚げ**が有名ですね。ただ、コンビニの唐揚げは衣が厚く、小麦粉がそのぶん多いので糖質量も増えてきます。避けたほうがいいでしょう。

こうした焼鳥やソーセージ以外にも、惣菜《そうざい》コーナーでサケやサバなどの塩焼き、豚の生姜《しょうが》焼き、サラダチキンなどがメインのおかずとして活用できます。

このなかで**私がよく利用するのはサラダチキン**。商品によって多少のばらつきはありますが、糖質は1グラムにも満たず、たんぱく質は20グラム以上。ボリュームもあって腹もちもするので理想的なおかずなのです。

おでんは甘い汁を飲まないように

サブのおかずを見てみましょう。野菜に関してはサラダが充実しています。**ツナサラダやチキンサラダ、豚しゃぶサラダなど低糖質なものをチョイス**し、ポテトサラダやマカロニサラダなど糖質が多めのものはスルーしましょう。何度かふれましたが、ドレッシングはフレンチドレッシングやサウザンアイランドドレッシング、マヨネーズがベストです。

野菜以外のサブのおかずとしては、**ゆで卵や冷《ひ》や奴《やっこ》、納豆、漬物など**があります。好みに応じて選択してください。

汁物はカップ入りのインスタントのみそ汁がおすすめです。長ネギやしじみ、なめこ、油揚げなどさまざまな具がそろっているのでお好みのものを選びましょう。お湯も店舗で提供してくれるのでありがたいですね。

また、コンビニといえば冬には**おでん**が定番となりました。おでんはそれだけで一食分をカバーできるので、おおいに活用したいものです。

低糖質な具としては、卵にダイコン、牛すじ、タコ、厚揚げなどたくさんあります。いっぽう、ジャガイモやコンブ、餅入り巾着などは糖質が多いので、こちらは避けるようにしてくださいね。また、おでんの汁が甘いと感じたら、あまり飲まないようにすることも心がけましょう。

ここで紹介した商品はコンビニだけではなく、スーパーマーケットで販売されているものも少なくありません。コンビニよりはスーパーのほうが値段が安いケースもあるので賢く使い分けてほしいと思います。

また、最近では惣菜を専門に販売しているお店もよく見かけます。こうしたお店を利用する時の参考にもしてくださいね。

10

低糖質メニュー導入の外食店が増加中

丼物や麺類、なんとカレーライスまで！

外食業界では低糖質メニューを導入する店舗が増えてきました。これも糖質制限食が一般的に認知されるようになったことの表われといえるでしょう。オーダーをするお客さんが増えれば、メニューはさらに充実していくことが期待できるので、積極的に活用したいものです。それに、糖質制限食を提供するお店は認知症予防にも貢献することになるので、社会的に見ても意義のあることだといえます。

さて、ここでは具体的な店名とメニューについて紹介していくことにします。ぜひとも参考にしてください。

牛丼チェーン店の低糖質メニュー

すでにふれましたが、私は牛丼チェーンのすき家が提供している「牛丼ライト」のファンです。ご飯の代わりに豆腐を使ったメニューで、糖質（炭水化物）の量は並盛りで17・9グラム。オーダーの際には糖質の含まれるタレとポン酢はかけないように店員さんにお願いしています。

同じく牛丼チェーンの吉野家でも**「ライザップ牛サラダ」**という低糖質メニューを出しています。牛肉に加えて鶏肉やブロッコリー、半熟卵をのせたサラダでボリューム的にも満足できる一品です。さらにエビとアボカドをプラスした**「ライザップ牛サラダエビアボカド」**というメニューもあります。

低糖質の麺メニューが選べる

ファミリーレストランではジョナサンが低糖質メニューに力を入れています。麺類では**「1日分の野菜が摂れる！ベジタンメン」「酸辣湯麺《スーラータンメン》」**がありますが、これらはいずれも「糖質0麺」に変更することができます。糖質0麺とはこんにゃく粉を使った麺。モチッとした食感はそのままに糖質が抑えられています。また、ランチに関してもライスの代わりに低糖質のソイブレッド（パン）やセットサラダを選ぶことができます。

同じくファミレスのロイヤルホストでも**「低糖質パン」**を提供しています。同店で出されている「英国風パン」に比べると約50％糖質オフです。

ガストでは糖質控えめのホウレンソウ麺を使った麺メニューを提供しています。期間限定で**「海老と山芋オクラのねばとろサラダ麺」「1日分の野菜のベジ塩タンメン」**などがあり、通常の中華麺よりも糖質は約40％オフとのことです。

麺つながりでいけば、長崎ちゃんぽんの専門チェーンであるリンガーハット。ここでは麺の入っていないちゃんぽん**「野菜たっぷり食べるスープ」**を提供しています。糖質のことを心配せずに長崎ちゃんぽんの味が楽しめて、しかも野菜をたっぷりと摂ることができます。

カリフラワーを使用したカレーも

糖質制限食ではカレーライスはご法度だということはすでにお話ししました。ライスはもちろんですが、カレールーにも小麦粉が入っているので避けるに越したことはありません。

しかし、日本人の多くはカレー好き。そのニーズに応えようと、ＣｏＣｏ壱番屋が提供しているのが**「低糖質カレー」**です。

このメニューではライスの代わりにカリフラワーライスを使用しており、糖質の量は16・5グラムに抑えています。これなら安心して食べることができますね。ちなみに同店で出している「ポークカレー」の糖質量は85・8グラムとのこと。両者を比較すると、企業努力が感じられますね。

以上、多くの人におなじみのお店を取り上げながら、それぞれで提供している低糖質メニューを紹介してきました。もちろんこれがすべてではなく、探せばほかにもたくさんあると思います。

こうした低糖質メニューは定番メニューとしてずっと販売されるとはかぎらず、人気が出なければ消えていくことも十分に考えられます。実際、そうした前例もあるようです。また、低糖質メニューを期間限定で提供するケースも見受けられます。

定番メニューとしていつ行っても味わえるようになるには、やはり一定の支持が必要ということでしょう。外食の際には、ぜひこうした低糖質メニューをオーダーするようにしたいものです。

COLUMN

私の食事日記——糖質制限食

私は毎日糖質制限食を摂っています。朝はコーヒーと少しの生クリームだけですが、とある日の昼食と夕食をご紹介しましょう。昼食は私が勤務する高雄病院で摂り、その内容は、鶏肉の照り焼きとキャベツの千切り、白身魚の煮つけとホウレンソウのおひたし、タコとキュウリの酢の物、ゴボウと春野菜の煮物。糖質は約10グラムです。

夕食は「和食さと」で「さとしゃぶ食べ放題」の豚肉コースを注文。だしは糖質を含まないコンブだしとかつおだしを選び、豚ロースや豚バラ、野菜、豆腐を食べました。ほかに牡蠣《かき》フライや鶏唐揚げ、焼鳥（塩）の軟骨とモモなどを単品で頼みました。牡蠣フライや唐揚げは小麦粉の衣がついていますが、それぞれ2個と3個なので許容範囲内。お腹いっぱい食べて満足感もひとしおで、血糖値も30ミリグラムくらいしか上昇しませんでした。

第5章

不安の9割を解消する生活習慣常識

INTRODUCTION

食事術に加え、運動と心のもちよう

糖質制限を抜きに認知症予防は語れません。しかし、それ以外にも予防法として心がけてほしいことがいくつかあります。

その一つが運動です。交通手段の発達や家電製品の普及などにともなって現代人は体を動かすことが少なくなりました。厚生労働省の発表によると、日本では運動不足が原因で亡くなる人の数は毎年およそ5万人とのこと。けっして少なくはない数字です。

詳しくは本章でふれますが、**運動をするとインスリンを使うことなく血中のブドウ糖を消費することができる**ので、認知症予防には大きな効果を発揮します。運動といっても激しいものは必要なく、軽い運動で十分。むしろ激しい運動は酸化ストレスを生み、逆効果をもたらしてしまいます。本章では認知症予防に役立つ具体的な運動方法についてもお話しします。

また、運動のほかに意識してほしいのが「心のもちよう」です。ネガティブな考え方を捨てて良好な人間関係を築くことは大きなメリットをもたらします。一例としては、免疫《めんえき》力のアップがあります。免疫力が高いと認知症をはじめとするさまざまな病気にかかりにくくなるので、心のもちようの大切さについてもぜひ知ってもらいたいと思います。また、**新しいことへのチャレンジも脳にいい刺激**を与えます。

そのほか、喫煙の弊害やアルコールについて、さらに睡眠に関しても有用なお話をしていきます。食事術に加えて日々の生活習慣にこれらを反映させることで認知症とは無縁の将来につなげていってください。

01

運動をすればインスリンの追加分泌を防げる

脂肪になる前に運動で血糖を消費！

糖質制限とあわせて認知症予防に欠かせないのが「運動」です。糖質を摂ると体内でブドウ糖（血糖）になって血糖値を上昇させます。インスリンの追加分泌によって血糖はエネルギー源として筋肉に取り込まれ、さらに肝臓に蓄積されるというしくみでしたよね？　そこで収まりきれなかった血糖が脂肪となり肥満をもたらすわけです（58ページ参照）。

となると、**筋肉を動かせば血糖の消費量が増えて、そのぶんだけ脂肪になる量が減る**ということがおわかりだと思います。また、血糖値の上昇は血管を傷める原因にもなりますが、血糖を消費することで、その危険性を低くすることもできるわけです。

そもそも**人間の体の細胞には「GLUT4《グルットフォー》（糖輸送体4）」というたんぱく質があり、**

これが血糖を取り込んでいます。通常はインスリンが分泌されると動きが活発になるのですが、筋肉を収縮させること、つまり運動によっても活性化します。この場合はインスリンの分泌がなくても活性化するのです。

インスリンは過剰に分泌されると、インスリン抵抗性（効き目が悪くなる）を生じるので、糖尿病の引き金になります。そして糖尿病はアルツハイマー病へとつながっていく病気です。このことからもインスリンの分泌がなくても血糖値を下げてくれる運動がいかに大切かがおわかりでしょう。

日常生活のなかに運動を取り入れる

運動といっても本格的なものは必要ありません。散歩や家事、電車のなかで座らない、エスカレーターを使わないといった軽いものでも十分に効果があります。より具体的な「体の動かし方」については次項で説明することにしましょう。

なお、**GLUT4は筋肉が増大することによって、その量も増えていきます**。運動で筋肉が鍛えられれば、さらに高血糖の脅威が遠ざかるということです。

02

1日30分「インターバル速歩」

日常生活のこまめな運動が認知症を防ぐ

運動と一口にいっても「日常生活でこまめに体を動かす」といったものから「本格的なスポーツ」に至るまでさまざまなものがあります。運動に関して私がおすすめするのは「日常生活におけるこまめな運動」です。とくに足を動かすようにしてほしいと思っています。

たとえば駅を利用する時、無意識にエスカレーターやエレベーターを使ったりしていませんか？　それよりも階段に足を向けるようにしてください。「文明の利器」を使えば、その時はラクかもしれませんが、遠い将来、そのツケは必ずまわってきます。私はよく**「階段があったらラッキーと思え」**と口にしています。

駅といえば、私は講演旅行で新幹線に乗る時、待ち時間を利用してホームの端から端までを歩くことにしています。これがけっこう距離があるんですよ。ホームを行き来するほかの乗客を避けたりしながら歩くので反射神経も鍛えられます。

日常的にバスを利用する人は一つ手前のバス停で降りて、その先は歩くという方法でもＯＫです。買い物に自動車を使っていたら自転車に変えてみるというのもいいですね。いつも自転車という人は、次からは徒歩にもチャレンジしてください。「日常でこまめな運動を」と意識すれば、いくらでも体を動かす機会は見つけられます。

電車のなかでも立っていると決めたら、優先座席に座っている若い人を見て腹が立つこともなくなるでしょう。怒りの感情は血圧を高め、脳にもよくありません。その意味でもこまめな運動が精神的にはプラスに働くことになりますね。

5カ月で10歳以上若返る

信州大学医学部特任教授の能勢博先生が提唱する「インターバル速歩」もおすすめです。これは**早歩きとゆっくり歩きを交互に3分ずつくり返す（1セットで6分）というシンプルなウォーキング法**。1日5セット（30分間）を週4日以上続けたら、筋肉量が増えて5カ月で10歳以上若返ったという研究結果が出ています。

特別な装備もいらず、思い立ったらすぐにできる運動なので、ぜひ試してみてください。インターバル速歩の詳細については『ウォーキングの科学　10歳若返る、本当に効果的な歩き方』（講談社）という本にまとめられているので興味のある人は手に取ってほしいと思います。

かつては「20分以上体を動かさなければ脂肪は燃焼しない」といわれていましたが、現在ではその考えは否定されています。短い時間でも体を動かせば、血流はよくなり筋肉にも刺激を与えることができ、健康増進に役立つのです。

筋肉は使えば増えますが、使わなければどんどん減っていきます。入院などで長く安静生活を送っていたら、脚の筋肉が衰えてしまって歩けなくなっていた……という話はおそらく聞いたことがあるでしょう。

医学的にその状態を「廃用萎縮」といい、別名では「生活不活発病」とも呼ばれています。歩けなくなるまで筋肉が衰えてしまうと、もとに戻すのが大変なのはいうまでもありません。

たんぱく質と脂質が若さを保つ

また、近年は高齢者の「サルコペニア」が問題になっています。サルコペニアとは加齢によって筋肉の量が減り、体の機能が低下している状態のことを指します。それ

● インターバル速歩

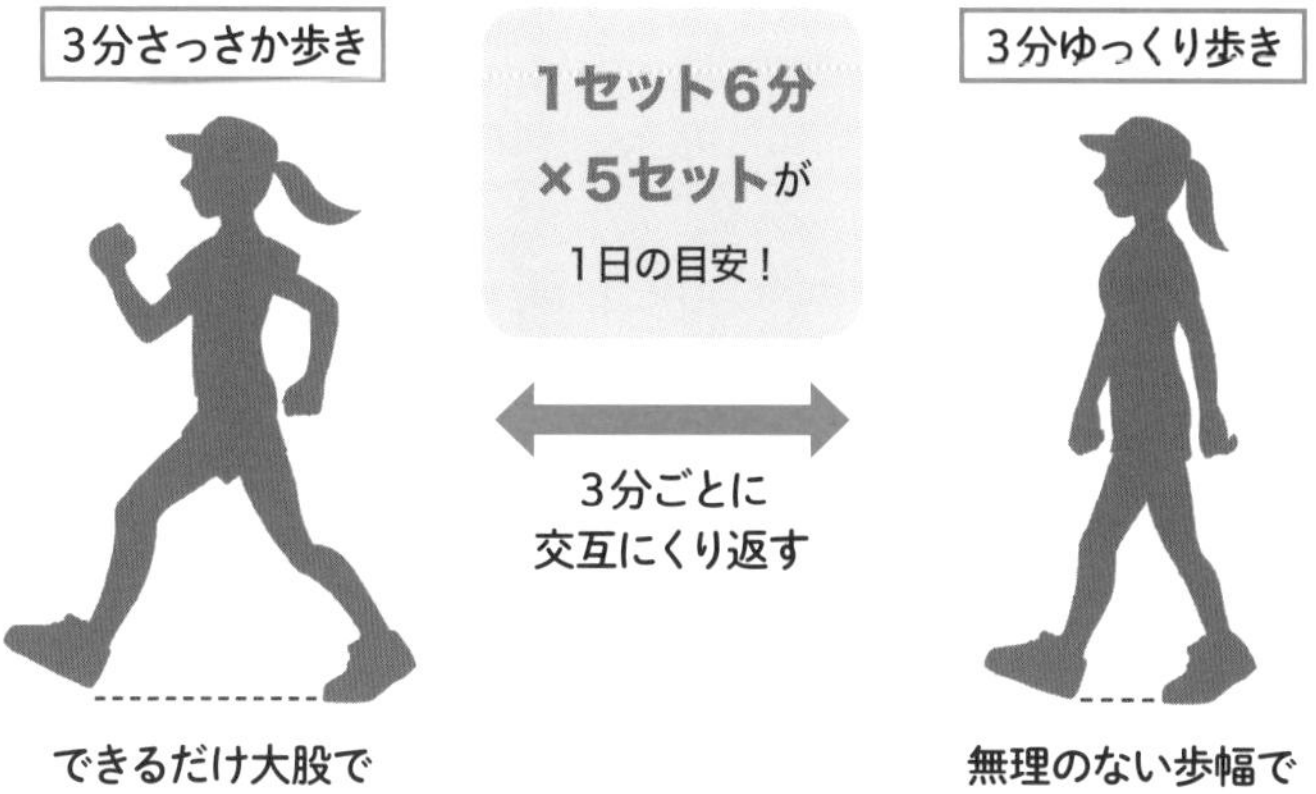

によって転倒や骨折のリスクが高まるわけです。サルコペニアによって健康障害を起こしやすくなった状態を「フレイル」といいますが、この段階は「介護が必要な状態の前段階」と位置づけられています。

サルコペニアの原因としては加齢以外にもたんぱく質や脂質の不足、活動不足が挙げられます。 その意味でも、食生活の充実や運動習慣にはより意識的に取り組む必要があるといっていいでしょう。

人間は動かないと衰えるスピードが加速するので、おおいに体を動かすように心がけてほしいものです。「おおいに」といっても激しくという意味ではありません。これに関しては次項でふれることにします。

03

一念発起の激しい運動は逆効果

活性酸素を増やすスポーツは老化を早める

運動に関する話題を続けます。一般的な傾向として「よし、運動をしよう！」と一念発起した人はキツめの運動を目指すようです。たとえば、お腹周りが気になり始めた中高年男性がマラソンを始めた、あるいはスポーツジムに通い始めた……という話はよく耳にすると思います。

しかしこうした**激しい運動は逆に老化を早めることになります**。なぜ激しい運動が老化を早めるのか？　第1章で述べたように、そこには「酸化」が深く関わってきます。酸化は体内に残る活性酸素が体のあちこちにサビを生じさせることで老化を早める現象でしたよね？　**若いうちは体に備わった抗酸化能力が活性酸素の影響を軽減しますが、年齢を重ねるとそうもいきません**。抗酸化能力は衰え、活性酸素の悪影響をもろに受けるようになるのです。

軽めの運動で十分

激しい運動をすると、ハアハアゼイゼイと口を使わなければ間に合わないほど呼吸が早くなります。これは、そのぶん大量の酸素を吸い込んでいるということです。当然、活性酸素の量もどんどん増えていき、サビの発生率も高くなっていくことに……。激しい運動がよくないというのは、つまりはこういうことです。

活性酸素の件に加えて、ふだんあまり動かしていない筋肉に強い負荷をかけることの危険性もあります。よくて筋肉痛、ヘタをすると大きなケガにもつながりかねません。ケガをして運動ができなくなったら本末転倒ですし、さらにいえば歳をとるとケガの治りも遅くなります。認知症対策のための運動が認知症を引き寄せる結果になった……という事態だけは避けたいものです。

運動をする場合は体を追い込むようなものではなく、呼吸が苦しくならない程度の軽めのもので十分です。前項でふれたインターバル速歩のほかに**膝が痛い人は、プールでの水中歩行**をおすすめします。ラジオ体操もいいですね。軽めの負荷でも筋肉はちゃんと発達します。

04

意外と忘れがちなミネラル

抗酸化酵素をつくる亜鉛、銅、マンガン

人は生きているかぎり酸素を必要とするので、活性酸素とは「一生のつきあい」を続けることになります。若いうちは抗酸化能力でバランスをとることができますが、歳をとるにつれてだんだん抑えきれなくなります。**活性酸素は高血糖・グルコーススパイク・高インスリン血症によって増えていきます**。酸化ストレスの影響を極力小さくするには、まずは糖質を制限することが第一。

もう一つは**抗酸化作用をもつ食材を食べること**です。ビタミンエース（A・C・E）、フィトケミカル、ミネラルに抗酸化作用があることを第1章で述べました。

ビタミンAはおもに卵、チーズ、レバー、ウナギなどに含まれています。ニンジンやモロヘイヤなど緑黄色野菜に含まれるβ《ベータ》-カロチンは体内に入るとビタミンAに変わるので、緑黄色野菜を摂るのも有効です。ビタミンCも緑黄色野菜に多く含まれて

います。ビタミンEはナッツ類や魚介類やアボカドに豊富です。

フィトケミカルは、野菜や果物のなかにある色素や香り、辛味などの成分にあたります。野菜や果物の細胞と細胞膜の間に存在するので、熱を加えたり細かく刻むなどして細胞膜を壊すと吸収率がよくなります。よって、スルフォラファンを含むブロッコリーや、システインスルホキシドを含むニラやタマネギなど、フィトケミカルが含まれる野菜は汁物にして煮汁まで飲んでしまいましょう。緑茶のカテキンやコーヒーのクロロゲン酸など、飲み物から日常的に摂るのもよいでしょう。

牛肉やレバーなどに含まれる亜鉛に注目

いずれの栄養素に関しても食事からバランスよく摂ってほしいものですが、意外と忘れがちなのがミネラルです。とくに**抗酸化酵素の主役クラスにあたる「スーパーオキシドジスムターゼ（SOD）」（47ページ参照）には、亜鉛、銅、マンガンなどのミネラルが欠かせません**。とくに日本人に不足しやすい栄養素が「亜鉛」です。亜鉛を多く含む食べ物は、牛肉やレバー、牡蠣《かき》、イワシ、カニ缶など。ほかにパルメザンチーズや高野豆腐、ゴマなどが挙げられます。ミネラル不足は健康に大きな影響を与えるので注意してほしいと思います。

05

血管がボロボロ、血流はドロドロに
喫煙をすれば、すべての努力が煙と化す

健やかな脳を保つために、食事内容を見直したり運動をしたりしても、喫煙習慣があると元も子もありません。喫煙の弊害はさまざまなところでいわれていますが、私も喫煙はＮＧという立場です。

タバコには２００種以上の有害物質が含まれており、そのうちおよそ60種類が発がん物質といわれています。喫煙によってもたらされるがんといえば肺がんを思い浮かべる人が多いでしょうが、じつはそれ以外にもたくさんあります。国際がん研究機関によると喫煙と確実に関係があるがんはなんと16種類。たとえば食道がんや胃がん、大腸がん、すい臓がんもそのなかに含まれています。

がんだけではありません。喫煙によって血管がダメージを受け、動脈硬化になりやすいことはよく知られた事実です。血管はボロボロになり、血流もドロドロになって

いきます。当然ですが、心筋梗塞《こうそく》や脳卒中の可能性も高くなるということですね。

タバコはエストロゲンの作用を防げる

さらに喫煙は遺伝子を傷つけるので、老化を早めることにもなります。喫煙習慣のある人は実年齢より老けて見えるとよくいわれますが、それも老化が早まっているからと考えていいでしょう。これは血管の衰えにも関係があります。

女性ホルモンのエストロゲンが記憶に関わりが深いというお話をしましたが、喫煙はここでも悪影響をもたらします。タバコに含まれているニコチンはエストロゲンの作用を妨げてしまうのです。そうなると、認知症にもダイレクトに関わってくるということですね。

近年は電子タバコや加熱式タバコなど新しいタイプのタバコが出てきています。従来の紙タバコよりもニコチンやタールの量が少ないとのことですが、危険性がゼロになったわけではありません。

新型のタバコが人体にどのような影響を与えるのかがわかるまでにはまだ時間がかかるようです。あえてその危険を冒す必要はどこにもないでしょう。

06

「アルコールは記憶の消しゴム」といわれる

蒸留酒はOK、醸造酒はNG

アルコールに関してですが、糖質制限食では飲酒を禁じてはいません。ただし、飲んでも大丈夫なお酒と飲んではいけないお酒とがあります。

飲んでも大丈夫なお酒は「蒸留酒」。具体的には焼酎やウイスキー、ラム、ウオッカといったものになります。これらは糖質がゼロなので安心してください。

とはいえ、これらは比較的アルコール度数の高いお酒となるので過度の飲酒は控えるようにしましょう。度数の高いお酒は咽頭や食道粘膜を傷害するので、ストレートで飲むのはやめて炭酸水やミネラルウォーターで割って飲むことをおすすめします。

米国糖尿病学会では、**1日許容量が純アルコールで24グラム(30ミリリットル)**です。アサヒビールの糖質ゼロ発泡酒「スタイルフリー」(350ミリリットル)はアルコール分が4%なので、純アルコールは11・4グラム。2缶くらいなら大丈夫です。オレンジジュースやミルクなどを使ったカクテルも避けたほうが無難でしょう。口当たりがいいぶん糖質もたっぷりです。

いっぽう、飲んではいけないお酒は「醸造酒」です。ビールや日本酒、ワインなどが醸造酒に当てはまります。

これらは糖質を多く含んでおり、たとえばビールの中ジョッキなら糖質は約16グラム、日本酒の場合は1合で糖質約8グラムとなります。ただ、ワインは赤白ともに辛口のものはグラス1杯で糖質1・5～2・0グラム程度。したがって例外的に飲んでもOKです。最近では「糖質ゼロ」をうたうビール系のお酒や日本酒も増えてきました。これらは飲んでも大丈夫です。私自身も糖質ゼロの発泡酒を晩酌で楽しんでいます。

お酒はビタミンB群といっしょに

脳科学の世界では「アルコールは記憶の消しゴム」といわれています。記憶をなくしてしまうほど大量のお酒を飲むことは当然のことながらNGです。脳によくないのはもちろん、体にも負担がかかります。また、毎日の飲酒はアルツハイマー病の発症率を高めるともいわれています。

アルコールと認知症の関係についてもふれておきましょう。アルコールを飲むと体内の「ホモシステイン」というアミノ酸の濃度が高くなります。そのことで何が起きるかというと、まず脳血管障害を引き起こす可能性が生じます。さらに認知機能の低下を引き起こすともいわれています。**過度の飲酒を続けるとホモシステイン濃度が高止まりし、やがては認知症を引き起こす**ことになると考えたほうがいいでしょう。

なお、ホモシステインはビタミンB群によって分解されます。**どうしてもアルコールを飲むなら、葉物野菜や肉、レバー、卵などを積極的に摂るように**してください。

ビタミンB群は糖質の代謝にも関係しているので不足してしまうと糖化も起きやすくなります。糖尿病にかかっている人は基本的にアルコールが禁じられていますが、例外的に以下の条件を満たしている人は飲酒がOKです。「血糖コントロールが長期にわたって良好である」「肥満になっていない」「糖尿病の薬を使っていない」「糖尿病の合併症がない」「肝臓やすい臓に関する異常な検査データや病気がない」「心臓や脳に関して、動脈硬化に由来する異常な検査データや病気がない」。

私はかつて糖尿病になりましたが、当時はビールと日本酒を好んで飲んでいました。今では、それらはいっさい控えています（糖質ゼロのものは別ですが）。みなさんもお酒とはじょうずにつきあってほしいと思います。

● お酒とのじょうずなつきあい方

糖質が少ないお酒はおもに蒸留酒

焼酎

ラム

ウイスキー

ウオッカ

など

糖質が多く含まれるお酒はおもに醸造酒

ビール

発泡酒

日本酒

など

ただし、「糖質ゼロ」の発泡酒を晩酌で楽しむくらいならOK

※「糖類ゼロ」の表記は「糖質ゼロ」ではないことがあるので注意

07

睡眠不足は認知症リスクを高める

朝日を浴びて、たんぱく質を摂ろう

日本人は世界的に見ても睡眠時間が短いといわれています。厚生労働省のサイトにある「就労者の睡眠時間の国際比較」によると11カ国（ノルウェー、イギリス、スウェーデン、フィンランド、スロベニア、ハンガリー、フランス、エストニア、ドイツ、ベルギー、日本）のうち、日本が最も睡眠時間が少なく、男性で7時間52分、女性で7時間33分となっています。

女性の睡眠時間が短いのは家事や育児の負担が大きいからと考えられています。ちなみにトップのフランスでは男性が8時間24分、女性が8時間38分。日本人女性とフランス人女性を比べると1時間の差があります。

睡眠が大切なのは、脳を休めるためです。脳が疲れると集中力は下がり、考える力も低下していきます。生産性もそれにともないダウンするということは誰もが経験したことがあるはずです。**脳の疲労回復には何よりも睡眠が一番**なんですね。

そのほかにも記憶の整理や定着、ホルモンバランスの調整、有害物質の除去、免疫《めんえき》系の活性化、傷んだ細胞の修復、アンチエイジング、うつ予防など……睡眠にはさまざまなメリットがあります。睡眠不足がもたらすデメリットはこれらの逆ということになります。

インスリンの作用が40％低下する

認知症との関連で見てみると、睡眠不足によってインスリン抵抗性が高まることが明らかになっています。1日の睡眠時間を4時間とし、それを5日間続けると、インスリンの作用が40％も低下するのです。つまりインスリンの効き目が弱まるということです。

インスリンは記憶物質としての働きをもっていたことを覚えているでしょうか？脳内でも分泌されますが、すい臓から分泌されたインスリンも脳で使われます。ただしインスリン抵抗性が高くなっている時は、そのかぎりではありません。

となれば、**睡眠不足でインスリン抵抗性が高くなると記憶の整理や定着を妨げるこ**

とになるわけです。それが長期的に続けば、当然のことながら認知症になってしまう確率も高まります。

また、頭のなかにたまるゴミ「アミロイドβ《ベータ》」も睡眠不足によってたまりやすくなることがわかっています。アミロイドβはアルツハイマー病を引き起こす原因物質でした。この事実一つとっても睡眠の質を高めることの大切さがおわかりになると思います。

糖質制限を行なっている人は寝つきが早く、目覚めも快適です。私自身もその恩恵を毎日実感していますが、目覚めた時に頭がスッキリしていると本当に気持ちよく1日がスタートできます。

また、良質な睡眠を得るためには運動も効果的でしょう。私は1日にだいたい6000歩から8000歩は歩いていますし、速歩も心がけています。70歳になりましたが、階段も5階くらいまでは駆け上がるだけの体力を保っています。

講演の予定が入っていない日曜日はテニスをするので、ここでも気持ちよく体を動かしています。体のほどよい疲れは睡眠を深めてくれる働きもあるようです。運動は血糖値を下げる働きもあるので、まさに一石二鳥ですね。

たんぱく質を摂って睡眠ホルモンを増やす

なお、朝は日光をたっぷりと浴びるようにしてください。人間には「サーカディアンリズム（体内時計）」といって、24時間周期で体内環境を変化させる働きが備わっています。要は朝になると目が覚めて、夜になると眠くなるというリズムを刻む体内時計があるということです。朝の光を浴びることでセロトニンというホルモンがつくられます。セロトニンを原料にして夜はメラトニンというホルモンがつくられます。メラトニンは眠気をもたらすホルモンで、夜になると分泌されます。その分泌のためには**朝のうちに日光を浴びてセロトニンという原料を確保しておかなくてはならない**のです。

なお、セロトニン・メラトニンの材料は「トリプトファン」というアミノ酸で、たんぱく質を構成する一種です。つまりたんぱく質を多く含む肉や魚、チーズなどの乳製品、大豆製品などを摂ったほうがいいということですね。まさに糖質制限食にはうってつけです。高齢になるとメラトニンが減少していき、そのことで睡眠不足になることもあります。健やかな眠りを手に入れるためにも、意識的に食事からトリプトファンを摂るようにしましょう。

08

心理的ストレスで免疫力が大きく下がる

「心のもちよう」で脳を健康に保つ

私は医者になって半世紀近くがたちます。「病は気から」という言葉がありますが、長年医療に携わっていると、それが単なることわざではないことを実感します。気のもちようで、病気が本当によくも悪くもなる場面を何度も体験してきました。

ストレスによってさまざまな病気が引き起こされることは、すでに常識となっています。**ストレスには心理的ストレス、生理的ストレス、物理的ストレス**がありますが、なかでも大きな影響力をもつのが心理的ストレスです。不安や不満、失望などネガティブな感情によってもたらされるストレスですね。そのおもな原因は人間関係にあるといえます。

ストレスを感じると人は免疫《めんえき》力が下がることも明らかになっています。ストレスによってがんや心筋梗塞《こうそく》など重い病気も引き起こされるのです。不安が高じた時は寝つきも悪くなりますが、それが続くとうつ病になる可能性も高くなっていきます。また、前項でふれたように、睡眠不足は認知症のリスクを高めます。

物事を冷静に考えるようにする

健やかな脳を保つためにはストレスに強い心をもつことも大切です。「心のもち方を変える」といってもいいでしょう。**たとえば人間関係に悩んでいるとしたら、相手のせいにするのではなく、自分自身の側を見直してみる**というのも一つの方法です。

私は長年にわたる糖質制限の食生活のおかげでつねに穏やかな感情を保っているタイプなのですが、糖質制限食開始前は、たまに、むっとしたり怒りが湧くようなこともありました。しかし、そんな時は「そういえば寝不足だった」「忙しくて疲れがたまっていた」など、だいたい自分の側に理由があるのです。

また、**物事を冷静にニュートラルな立場で見るように意識することも大切**です。風邪《か ぜ》をひいてしまった時に「この忙しい時に、どうして……」と嘆くのではなく「最近は食事に気をつけてなかったな」と生活習慣を見直すきっかけにすれば、次からは風邪をひきにくくなります。そういった思考の積み重ねが、脳を健康に保ち、体と心をストレスから守ってくれると私は考えています。

09

「ピアサポート」でうまくいく！

「みんな対等」で悩みの9割は解消！

心理的ストレスをもたらす悩みの9割は、ほぼ人間関係が原因なのではないでしょうか。逆にいえば、人間関係をよくすれば、悩みの9割は解消されると考えることもできるでしょう。

周りの人を大切にし、その人たちのためになるようなことを心がければストレスも大きく減っていきます。**人間は社会的な動物なので孤立すると大きな不安を覚えます。**その意味でも「仲間づくり」は大切といえるのです。

糖質制限でも仲間同士で励まし合って続けている人たちがいます。「ピアサポートグループ」という言葉をご存じでしょうか？ **ピアとは「仲間」という意味で、同じような立場や境遇の人が対等な関係を保ちつつ支え合う**というもの。たとえばアルコール依存症やがん患者、認知症の患者さんをもつ家族などがグループをつくって、体験や悩みを分かち合うことで回復を目指すといった取り組みが行なわれています。

医者と患者さんはチームの仲間

糖質制限グループでは体験者がみずからの体験を初心者に語ることでさまざまなヒントを提供するといったことをしています。挫折しそうになった時でも仲間がいれば励まし合うことで壁を乗り越えることができます。ひとりではキツイことでも仲間がいれば乗り越えられるということは実感としてわかりやすいのではないでしょうか。

ここで大切なのは「対等な人間関係を保つ」ということ。どちらが上でどちらが下ということになってくると、それだけで人間関係はギクシャクしてきます。**心理的ストレスの原因を人間関係とするなら「対等」であろうとしないことが問題点**なのかもしれません。

私は医者ですが、看護師とも栄養士とも対等な立場にあると思っています。もちろん、患者さんともです。糖尿病の患者さんに対してはチームで治療に当たるので、誰が上だということは意味がありません。それぞれの立場から患者さんを援助することで、病気の治療に取り組むことが最優先なのです。「みんな対等」という意識をもって仲間づくりをすれば、それだけでも十分に認知症予防になると思います。

10

アウトプットで脳は活性化！

新しいことにチャレンジしていこう！

新しいことにチャレンジするというのも認知症の予防には効果があります。脳に刺激を与えることは活性化につながっていくのです。

この場合、情報のインプットだけではあまり効果がないようです。たとえば本を読んだとしたら、そこで終わるのではなく、**感想を誰かに話したり、あるいは文章にしてみるということが大切**なのです。つまりアウトプットですね。

今はネットで気軽に情報発信ができるので、これを活用しない手はありません。私自身も「ドクター江部の糖尿病徒然日記」というブログを２００７年から始め、ほとんど毎日更新、現在も継続中。脳の活性化に役立っていると実感しています。

対等な仲間づくりの大切さについてふれましたが、そうした仲間たちと互いにアウトプットし合うというのもいいですね。同じ趣味をもつ人たちならなおさら。好きなことを話題にしながら盛り上がる楽しさは、このうえない喜びです。

自分自身の話になりますが、じつは私は、1994年以来35年以上も趣味でバンド活動を続けています。パートはボーカルで、今も年に2回はライブを行なっています。取り上げるナンバーはビートルズやローリング・ストーンズ、サイモン&ガーファンクル、イーグルス、スティービー・ワンダー、サザン・オールスターズ、坂本九、尾崎豊、井上陽水、玉置浩二など。毎回同じナンバーを歌うのではなく、新しい曲も積極的に取り入れるようにしています。歌詞やメロディーを覚える必要がありますが、これも新しいことへのチャレンジですね。

脳は使うほど若々しくなる

歳をとると新しいことを始めるのは億劫《おっくう》に感じてしまいがち。しかし筋肉と同じで、脳も使わなければ衰えていきます。**新しいことにどんどん挑戦しながら、若々しい脳を保つ**ようにしてください。

読者のなかには本書の食事術そのものが新しいチャレンジになるという人も少なくないはずです。人生100年時代を健康に過ごし、認知症の脅威を取りのぞいてくれるのが糖質制限食。この新たなチャレンジをぜひ楽しんでほしいと心から願っています。

COLUMN

1日8000歩の運動量を確保

私が意識している生活習慣についてもご紹介しましょう。2016年に身体活動計を購入してから、積極的に歩くようになりました。1日6000〜8000歩は歩きます。そのうち、速歩（パワーウォーク）が50〜60％です。高雄病院勤務中も用事があれば院内を歩いているので、だいたいそのような歩数になるのです。

講演のない日曜はテニスをするので、1日1万〜1万2000歩くらいです。運動をすると、翌日も空腹時血糖値がふだんより低いような気がします。私は早朝空腹時血糖値が、1デシリットルあたり95〜109ミリグラムと正常範囲なのですが、寝る前の血糖値より翌朝の血糖値が高くなる暁現象のため、110〜125ミリグラムと境界型のこともあります。でも、1日8000歩を確保していると、早朝空腹時血糖値109ミリグラム以下が多いです。みなさんも自分の体の状態を数値化すると把握しやすくなりますよ。

第6章

「糖質制限」の基本Q&Aコーナー

Q

育ち盛りの子どもが糖質を控えて大丈夫ですか？

A

まったく問題ありません。子どもであれ大人であれ、糖質制限食は有効です。何度か言及していますが、糖質制限食は「人類700万年の食生活」にのっとった食事術。問題がないどころか、むしろ積極的に行なってほしいものです。

近年、成人になっていないにもかかわらず糖尿病になったり内臓脂肪で肥満になるケースが増えています。これはズバリ「糖質の摂り過ぎと運動不足」が原因。むかしの子どもたちは外でよく遊んでいたので運動不足になることはまずありませんでした。そのぶん糖質もたくさん消費されました。しかし今はゲームやスマートフォンの影響でインドア派が増えています。

こうした傾向は今後も続くことでしょう。その意味でも、**子どものころから糖質制限食は習慣づけておいたほうがいい**といえます。

Q 野菜嫌いの子どもにジュースで栄養を与えても大丈夫ですか？

A

ビタミンなどの栄養を与えたいお気持ちはわかりますが、どちらかというとNGです。野菜ジュースや果物のジュース、さらに果物も含めて、すべて「毒」だと考えてください。まず、野菜ジュースに関していえば**「野菜100%」であっても、糖質を含んだ野菜が多く使われています**。果物とミックスされたものもありますね。こちらは、なおさらNGです。果物ジュースにはブドウ糖よりもはるかに糖化しやすい果糖が大量に含まれています。

糖化とは老化をうながす現象でした。「子どもだから老化はまだ先……」と安心はできません。かつて「成人病」と呼ばれた生活習慣病にかかる子どもが増えているわけですから。野菜嫌いなお子さんには細かく刻んでおかずにまぎれさせるなど調理で工夫をしてください。私も野菜嫌いでしたが、母がうまく調理してくれました。

Q 妊婦ですが糖質を制限したらお腹の子に影響が出ませんか？

A

大丈夫です、影響は出ません。われわれ人類は700万年にわたって「糖質制限をしているお母さん」から生まれ、育てられてきました。この事実一つだけで何の心配もいらないことがおわかりでしょう。妊婦さんが糖質を摂らなくて問題があるなら、人類の歴史はどこかで終わりを迎えていたはずです。

糖質制限を続けているとケトン体をエネルギー源にできるようになります。**乳児は高ケトン状態で生まれてくるので、出産後も糖質制限を継続してもらって大丈夫**です。

むしろ心配してほしいのは妊娠時の高血糖です。糖質の摂り過ぎで血糖値の高い状態が続くと流産や早産になる可能性が高まります。胎児だけではなく、母体への影響も小さくありません。元気な赤ちゃんを産むためにも、糖質はできるだけ遠ざけるようにしてください。

Q アスリートなので糖質は摂っておきたいのですが？

A

かつてはスポーツ選手には糖質が欠かせないといわれていました。それはブドウ糖の集合体であるグリコーゲンがメインエネルギー源と考えられていたため。しかし実際にメインエネルギー源としてパフォーマンス向上に役立つのは、**マラソン、サッカー、テニスなどほとんどのスポーツにおいて、脂肪の分解物の脂肪酸やケトン体なのです**。

人はグリコーゲンを使い果たすと動けなくなります。そのグリコーゲンの体内の蓄積量はおよそ300〜400グラム（1200〜1600キロカロリー）。いっぽう、脂肪は標準的な人（体重65キロ・体脂肪率20％）でおよそ13キロ（11万7000キロカロリー）。少量のグリコーゲンを優先して使うと動けなくなるのも早いのですが、脂肪酸やケトン体を使うと競技中にスタミナ切れになることは考えられません。

Q

持病があるのですが、糖質制限をしても大丈夫ですか？

A

病気の内容によります。体質やいくつかの病気に関しては、糖質制限をしないほうがいい方もなかにはいます。その病気として現在のところ判明しているのは**「診断基準を満たすすい炎」「肝硬変」「長鎖脂肪酸代謝異常症」「尿素サイクル異常症」**です。なおIgA《アイジーエイ》腎症など、慢性腎炎に糖質制限食は効果がありません。いっぽう、糖尿病腎症の場合には糖質制限食が有効な可能性があるので、医師とよく相談しながら糖質制限食を実践しても大丈夫です。なかには難病指定されているものもあり、多くの人は当てはまらないとは思いますが、ご自身がいずれかの病気にかかっていないかどうかは確認しておいたほうが無難でしょう。

また、**現在糖尿病を患っている人で治療を受けている人（経口薬やインスリン注射）は必ず医師に相談**してください。これは低血糖の発作を予防するためです。

Q 風邪をひいた時はおかゆやうどんがいいのでは？

A

おそらくこの質問は「風邪《かぜ》の時はおかゆやうどんなど消化にいいものを食べたほうがいい」という俗信に基づくものだと思います。しかし風邪で弱っている体に糖質を入れるのは、さらに負担を与えるようなものです。

じつはおかゆやうどんなどの**糖質よりも、たんぱく質のほうが消化が早い**のです。そのぶん栄養となって体を支えることになります。湯豆腐や卵スープ、茶碗蒸し、野菜スープ、みそ汁、豚汁など体を温めてくれる食べやすいものはいくらでもあります。

糖質制限食を続けていると風邪をひきにくくなるというメリットもあります。これは自然治癒力を取り戻すためですが、毎年風邪をひくという人にはその意味でも実践してほしいところです。

Q とりあえず豆腐ばかり食べていて大丈夫ですか？

A

豆腐は良質なたんぱく質と脂質を含んでおり、糖質はわずかなので毎日食べても大丈夫です。ただし、一つの食品だけ、極端に多くの量を食べ続けることはおすすめできません。栄養はあくまでもさまざまな食品からバランスよく摂るのが理想です。現代の私たちの生活ではつい糖質を摂り過ぎになってしまうので、糖質が少ない食品をなるべく種類豊富に摂ったほうが栄養バランスが整います。

豆腐一つにしても、チーズをのせたり、ご飯に見立てて牛丼風にしたり、卵と炒《いた》めてチャーハン風にしたり、調理法によってもいろんな栄養素を補うことができるので、ぜひとも楽しみながら工夫していただきたいと思います。

また、**豆腐の植物性たんぱく質もいいのですが、魚類や肉類など動物性たんぱく質のほうがさらに好ましい**のです。

Q やせ過ぎといわれています。糖質制限でもっとやせるのでは？

A

やせ過ぎの人はそもそもの摂取量が少な過ぎる可能性が高いですね。消費カロリーより摂取カロリーが少ないと疲れやすく、力も出ないはずです。また、頭もぼんやりしてしまうことが多いようです。

そういう人はたんぱく質や脂質を意識して増やすようにしてください。高カロリーの食べ物を積極的に摂るようにすれば筋肉もつき、体重も適正なものへと増加していきます。また186ページで紹介した、「インターバル速歩」などの運動習慣を身につければ筋肉もつきやすいですよ。

1回にたくさんの量が食べられない場合は間食でカバーするという方法もあります。糖質を食べればすぐに体重（脂肪）を増やすことはできますが、これは認知症につながる「よくない太り方」。**健康的に体重増を目指すなら、たんぱく質と脂質**です。

Q

肉ばかり食べていると胃腸に負担がかかるのでは？

A

肉を食べて胃腸が重くなるのはご飯といっしょに食べているからです。試しにご飯を抜いてみてください。以前に比べて胃も腸も元気に働いてくれるはずです。

近年、多くの人が悩まされている病気に「逆流性食道炎」があります。胃のなかのものが胃液とともに逆流してきて食道に炎症（胸焼けや痛み）を起こす病気ですが、この症状を訴える人たちが糖質制限食を始めると、まさに「即座に」といった感じで症状が軽くなるのです。なぜそうなるのかはまだよくわかっていませんが、糖質は胃では消化できないので胃に負担をかけているという推測は成り立ちますよね？

胃が正常に食べ物を消化すれば、そのあとの「栄養や水分の吸収」を引き受ける腸の働きもスムーズになります。とくに**大腸に棲《す》む腸内細菌は食物繊維をエサとするので、肉にプラスして野菜やキノコ、海藻も摂るように**しましょう。

Q 血圧が心配なので塩分も控えたほうがいいですか？

A

糖質制限食にするなら塩分のことはさほど心配しなくても大丈夫です。むしろ塩分制限を控えるくらいでちょうどいいでしょう。糖質を制限するとインスリンの分泌は減少します。そのことで体内にため込んだ塩分と水分は尿として体外に排出されるので血圧は下がっていきます。また、水分が減るのでむくみもなくなります。

こういう状態でさらに塩分を制限すると逆に体に負担をかけてしまうことになるのです。頭が重くなったり、痛みを感じたり、あるいは体全体がだるくなってしまったり。高血圧ではない人が塩分を過剰に控えてしまうと（1日7・5グラム以下）かえって動脈硬化を起こしやすくなるという報告もあります。『ランセット』というイギリスの一流医学雑誌によれば、**高血圧でない人は塩分1日15グラムまでOKで、高血圧の人でも1日10グラムまで**は大丈夫です。

参考文献

1『アルツハイマー病は「脳の糖尿病」　2つの「国民病」を結ぶ驚きのメカニズム』鬼頭昭三、新郷明子 著(講談社)
2「認知症と糖化ストレス」伊賀瀬道也、伊賀瀬圭二(総説論文：日本語翻訳版) Glycative Stress Research 2018; 5 (1): 045-049
3『最新 糖尿病診療のエビデンス 改訂版』能登洋 著(日経メディカル)
4『内臓脂肪がストン！と落ちる食事術』江部康二 著(ダイヤモンド社)
5『人類最強の「糖質制限」論　ケトン体を味方にして痩せる、健康になる』江部康二 著(ＳＢクリエイティブ)
6「久山町研究」九州大学　http://www.hisayama.med.kyushu-u.ac.jp/
7『やってはいけないウォーキング』青柳幸利(ＳＢクリエイティブ)
8『Q&Aで知るＡＧＥとその測定器のすべて』山岸昌一 著(一般社団法人ＡＧＥ研究協会)
9『果糖中毒　19億人が太り過ぎの世界はどのように生まれたのか？』ロバート・Ｈ・ラスティグ 著、

中里京子 訳(ダイヤモンド社)
10『免疫と「病」の科学　万病のもと「慢性炎症」とは何か』宮坂昌之、定岡恵 著(講談社)
11『サピエンス異変　新たな時代「人新世」の衝撃』ヴァイバー・クリガン＝リード 著、水谷淳、鍛原多惠子 訳(飛鳥新社)
12『美味しい進化　食べ物と人類はどう進化してきたか』ジョナサン・シルバータウン 著、熊井ひろ美 訳(インターシフト)
13『農業は人類の原罪である』コリン・タッジ 著、竹内久美子 訳(新潮社)
14『ウォーキングの科学　10歳若返る、本当に効果的な歩き方』能勢博 著(講談社)
15『肉を食べる人は長生きする 健康寿命を伸ばす本当の生活習慣』柴田博 著(ＰＨＰ研究所)
16『古病理学事典』藤田尚 編(同成社)
17『進化医学からわかる肥満・糖尿病・寿命』井村裕夫 著(岩波書店)
18『心を変えれば健康になれる！　アドラー心理学で病気も良くなる』江部康二 著(東洋経済新報社)
19『親指はなぜ太いのか　直立二足歩行の起原に迫る』島泰三 著(中央公論新社)
20『天才と分裂病の進化論』デイヴィッド・ホロビン 著、金沢泰子 訳(新潮社)
21『糖尿病がどんどんよくなる糖質制限食』江部康二 著(ナツメ社)
22『主食を抜けば糖尿病は良くなる！　新版　糖質制限食のすすめ』江部康二 著(東洋経済新報社)

著者
江部康二（えべ・こうじ）

1950年、京都府生まれ。京都市右京区・高雄病院理事長。数多くの臨床活動の中からダイエット、糖尿病克服に画期的な効果がある「糖質制限食」の体系を確立。ブログ「ドクター江部の糖尿病徒然日記」（http://koujiebe.blog95.fc2.com/）にて糖尿病や糖質制限食にまつわる情報を日々発信している。『「糖質オフ！」健康法 主食を抜けば生活習慣病は防げる！』（PHP文庫）、『内臓脂肪がストンと落ちる食事術』（ダイヤモンド社）など、多数の著書がある。

スタッフ
編集・DTP／株式会社クリエイティブ・スイート
編集協力／柚木崎寿久（オフィスゆきざき）
本文デザイン／小河原德、大槻亜衣（株式会社クリエイティブ・スイート）

写真クレジット
P2-3：ふじよ / PIXTA、P5上：Komaer/ PIXTA、P5下：YsPhoto/ PIXTA、P9上：Takasah / PIXTA、P9下：kou / PIXTA、P10-11：Larisa Blinova / PIXTA

名医《めいい》が考《かんが》えた
認知症《にんちしょう》にならない最強《さいきょう》の食事術《しょくじじゅつ》

2020年6月24日　第1刷発行
2022年12月23日　第2刷発行

著　者／江部康二
発行人／蓮見清一
発行所／株式会社 宝島社
〒102-8388
東京都千代田区一番町25番地
電話／営業：03-3234-4621
編集：03-3239-0928
https://tkj.jp
印刷・製本／サンケイ総合印刷株式会社

ISBN978-4-299-00220-4